社区卫生服务中心
规范化管理流程汇编

名誉主编：桂志良 杨　霞 朱吉伟
主　　审：施永兴 范凯健
主　　编：钱晓忠 潘宇峰 倪衡如

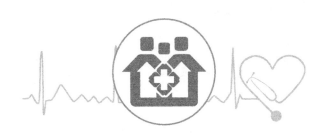

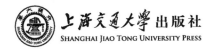
上海交通大学出版社
SHANGHAI JIAO TONG UNIVERSITY PRESS

内容提要

为更好、更快地推进社区卫生服务综合卫生改革进程,实现家庭医生签约服务模式的落地生根,提升社区卫生服务中心综合管理能力,作者在整理、归纳、总结既往工作经验的基础上,探索管理思路的新方法、新举措和新路径,编写了这本《社区卫生服务中心规范化管理流程汇编》。全书共五章,分别为医疗质量管理流程、护理质量管理流程、公共卫生管理流程、行政总务管理流程和党支部与工会工作流程。本书可供从事社区卫生服务管理者以及工作在一线的专业技术人员、全科医生、公共卫生和财务、后勤人员等参考学习。

图书在版编目(CIP)数据

社区卫生服务中心规范化管理流程汇编/ 钱晓忠,
潘宇峰,倪衡如主编.—上海:上海交通大学出版社,
2018
ISBN 978 - 7 - 313 - 19079 - 6

Ⅰ.①社… Ⅱ.①钱… ②潘… ③倪… Ⅲ.①社区-
卫生院-卫生服务-规范化-管理 Ⅳ.①R197.61

中国版本图书馆 CIP 数据核字(2018)第 127482 号

社区卫生服务中心规范化管理流程汇编

主　　编:钱晓忠　潘宇峰　倪衡如
出版发行:上海交通大学出版社　　　　地　　址:上海市番禺路 951 号
邮政编码:200030　　　　　　　　　　电　　话:021 - 64071208
出 版 人:谈　毅
印　　制:当纳利(上海)信息技术有限公司　经　　销:全国新华书店
开　　本:710mm×1000mm　1/16　　印　　张:13.5
字　　数:220 千字
版　　次:2018 年 6 月第 1 版　　　　　印　　次:2018 年 6 月第 1 次印刷
书　　号:ISBN 978 - 7 - 313 - 19079 - 6/R
定　　价:68.00 元

参与编写人员名单

名誉主编：桂志良　杨　霞　朱吉伟

主　　编：钱晓忠　潘宇峰　倪衡如

副 主 编：陈　雁　庄向慧　陆志仁　高金丽　钱　利　王爱萍

编　　委：(按姓氏笔画排序)

丁　爽	王彩丽	牛云龙	卢志芸	朱　莉	朱雅斐
刘　芳	刘淑华	许　诺	孙其芳	严志昊	严景鸿
杜郁华	李玉帝	杨丽苹	吴耀栋	余丽琴	沈　珏
宋海虹	张　莹	张晓晴	陈友凤	陈怡萍	陈建萍
陈梅艳	金梦菲	赵秀英	胡丽蓉	胡利娟	侯峥嵘
须　琴	施雪华	夏　慧	倪红球	徐佶佶	徐济稳
黄霞芳	梁英妹	管省悟	潘丽丽	薛惠平	

主　　审：施永兴　范凯健

◆ 前　言

随着社会的发展、医学的进步，人们对防病治病的认识逐步深化，医疗保健从个体向群体转变，社区卫生服务正是为寻求群体防治疾病的措施和方法而产生的。

上海市宝山区淞南镇社区卫生服务中心前身为创办于1956年的上海北郊区第八联合诊所，位于上海市宝山区南部，紧连上海市中心城区，地处黄浦江下游，东靠上海港集装箱码头，又傍新江湾城，并与浦东新区隔江相望。六十余载岁月峥嵘呵护一方百姓，甲子淞南春华秋实润泽八方健康。中心170名医护人员，承担着为辖区内13.6万居民提供有效、经济、方便、综合、连续的集医疗、预防、保健、康复、健康教育、计划生育技术指导于一体的服务，致力于成为社区百姓的健康守护者。

多年来，上海市宝山区淞南镇社区卫生服务中心在淞南镇政府和宝山区卫生与计划生育委员会的领导下，根据党的方针政策全面开展中心工作，积极开展以保护和促进人民健康、不断提高居民生活质量为目的的社区卫生服务工作，认真落实各项卫生计生工作指标。

为更好、更快地推进社区卫生服务综合卫生改革进程，实现"家庭医生签约服务模式"的落地生根，提升社区卫生服务中心综合管理能力，我们在整理、归纳、总结既往工作经验的基础上，探索管理思路的新方法、新举措和新路径，编写了这本《社区卫生服务中心规范化管理流程汇编》。

参加撰写《社区卫生服务中心规范化管理流程汇编》的人员，是中心常年工作在管理和一线岗位的医务人员,涵盖了社区卫生服务的管理人员、专业技术人员、社区全科医生、公共卫生和财务、后勤人员等,他们是社区卫生服务的努力实践者,大多有开展社区卫生服务实践十余年的工作经验,多年来锲而不舍地在社区卫生服务这方沃土上辛勤耕耘。为总结中心多年来基层卫生服务的工作经验,编写人员立足于本中心管理、医疗和公共卫生等工作特色,面向全国社区卫生服务中心,努力为更多基层卫生人员提供针对性、实用性和可操作性的工作规范。

本书可供从事社区卫生服务管理者以及工作在一线的专业技术人员、全科医生、公共卫生和财务、后勤人员等参考学习。

鉴于是第一次尝试,参加编写者人数众多但经验有限,如有疏漏错误之处,恳请专家和同行指正。

2018 年 5 月 20 日

目　录

第一章 医疗质量管理流程

医疗质量管理是医院管理的核心，质控科作为医疗质量管理的主管部门，在加强医疗质量管理的同时要持续改进医疗质量，保障中心的医疗安全。本章旨在以规范医疗行为、优化服务流程、提高工作效率、明确科室职能为目的，提升中心的服务能力和技术水平，完善中心的质量管理流程。

本章从医疗质量、服务质量和管理流程三个方面阐述了中心在日常工作中所涉及的操作流程，内容涵盖门诊病房医生接诊工作规范、家庭医生签约服务、门诊长处方及延伸处方的管理、医疗质量管理控制、白癜风脱发中医药特色专病门诊、中心科研管理、医务人员继续教育管理、医疗纠纷处理、医院感染预防与控制等方面。

抓好医疗质量，首先，要从做好医疗质量工作开始，严格按照中心制定的管理规范、工作制度，开展管理工作、严格执行医疗防范措施和医疗事故处理预案，实行医疗缺陷责任追究制，严格按照医疗操作规程标准开展医疗活动。其次，加强对重点环节、重点科室的质量管理，把医疗质量管理工作的重点扩展到医疗全过程中每个环节质量的检查督促上去。最后，以抓好医疗质量这个观念为核心，根据卫生政策方针调整实时流程，做到机制灵活、工作高效，为患者带来高效、快捷、便利的基层医疗服务。

第一节 医 疗 管 理

1. 门诊医生工作流程(图见下页)

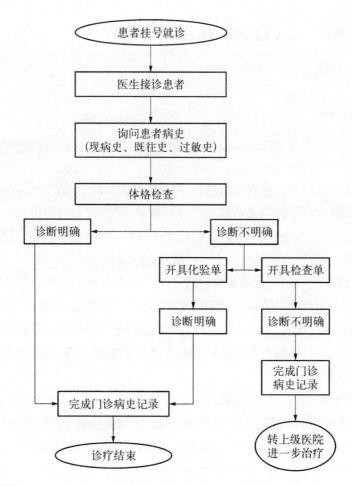

2. 患者就诊流程

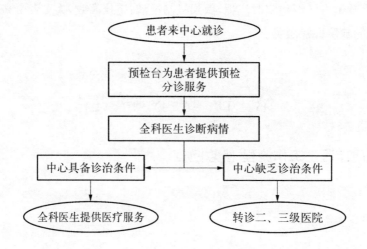

3. 病房医生工作流程

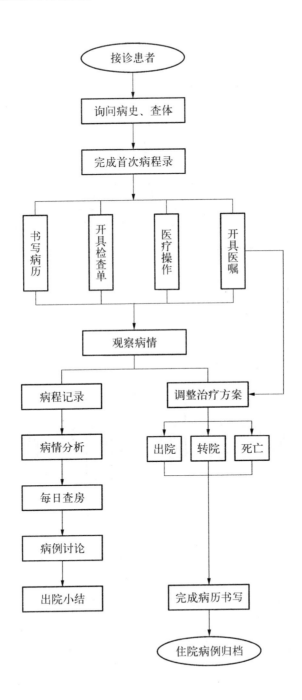

4. 紧急患者抢救工作流程

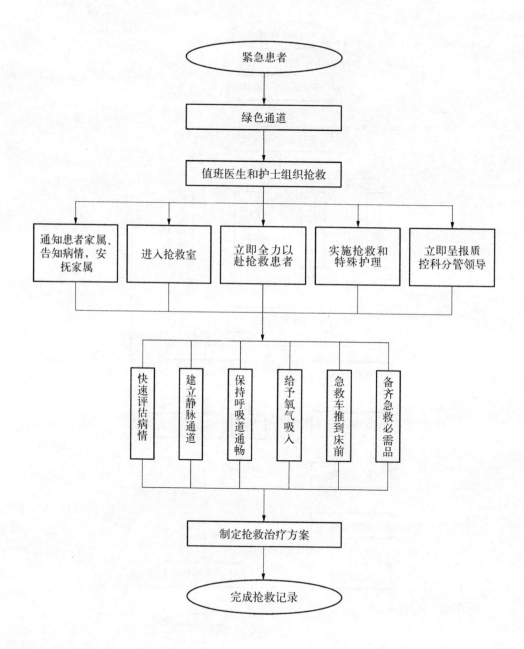

紧急患者

绿色通道

值班医生和护士组织抢救

通知患者家属、告知病情，安抚家属 | 进入抢救室 | 立即全力以赴抢救患者 | 实施抢救和特殊护理 | 立即呈报质控科分管领导

快速评估病情 | 建立静脉通道 | 保持呼吸道通畅 | 给予氧气吸入 | 急救车推到床前 | 备齐急救必需品

制定抢救治疗方案

完成抢救记录

5. 社区 65 岁以上老年人免费体检服务流程

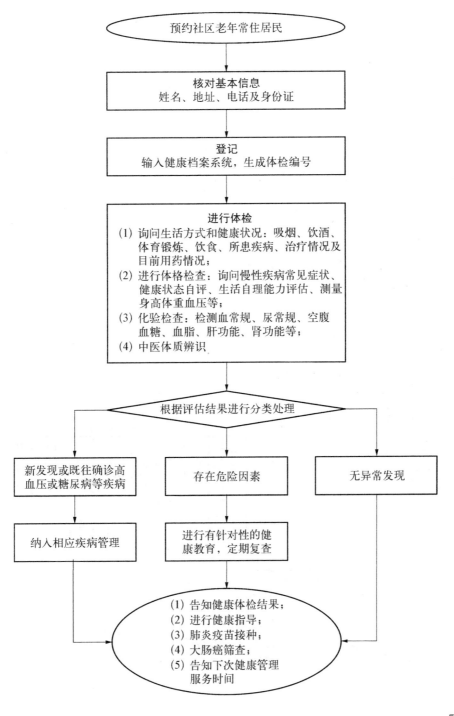

6. 居民健康档案管理流程

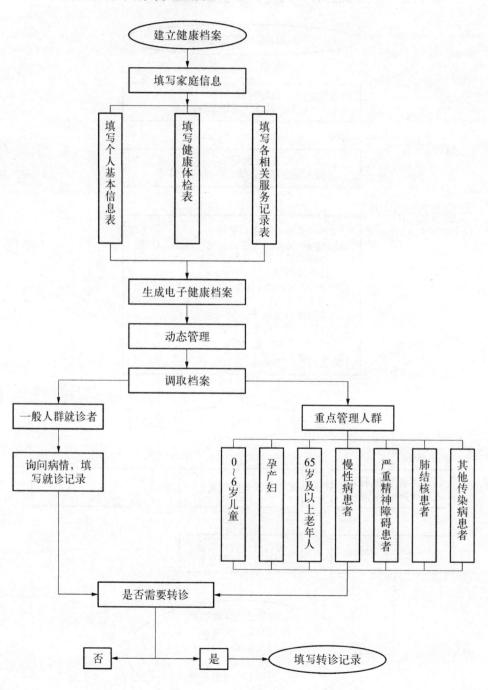

7. 家庭医生签约服务流程

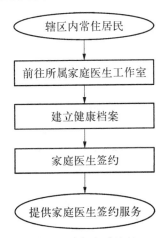

8. 家庭医生与社会常住居民签约流程

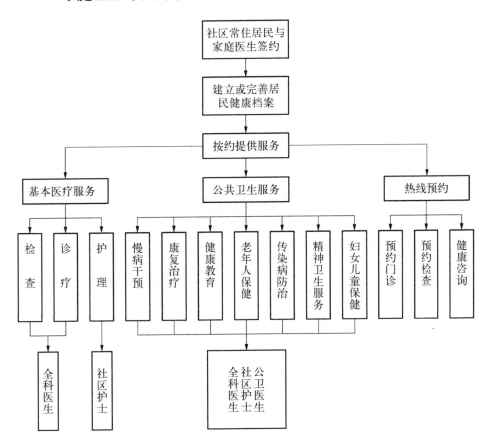

9. 门诊长处方流程

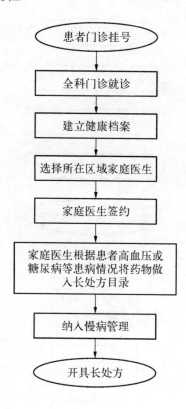

10. 延伸处方流程

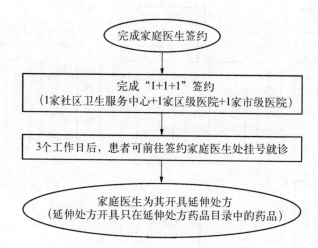

11. 门诊心电图检查服务流程

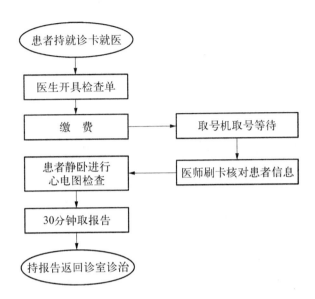

12. 门诊超声检查服务流程

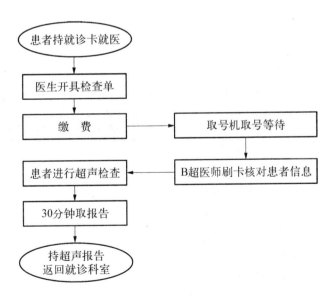

13. 门诊放射检查服务流程

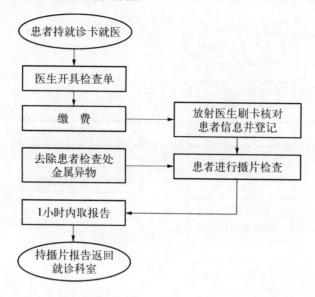

14. 门诊检验服务流程

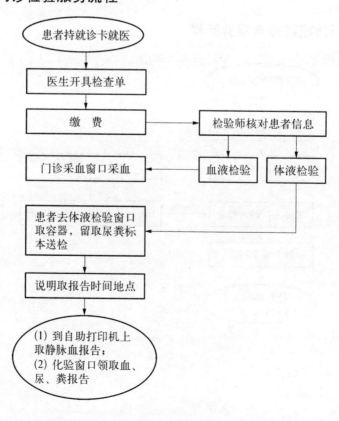

15. 生化检查操作流程

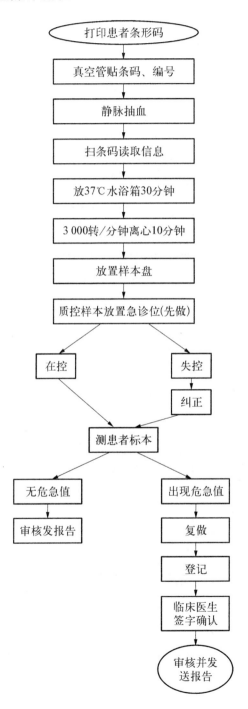

16. 血流变检查操作流程

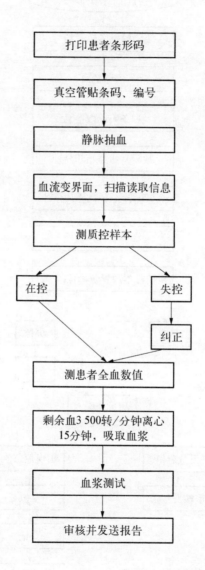

打印患者条形码

真空管贴条码、编号

静脉抽血

血流变界面，扫描读取信息

测质控样本

在控   失控

纠正

测患者全血数值

剩余血3 500转/分钟离心
15分钟，吸取血浆

血浆测试

审核并发送报告

17. 免疫检查操作流程

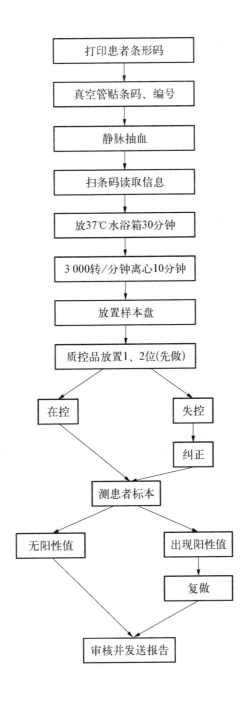

18. 危急值报告流程

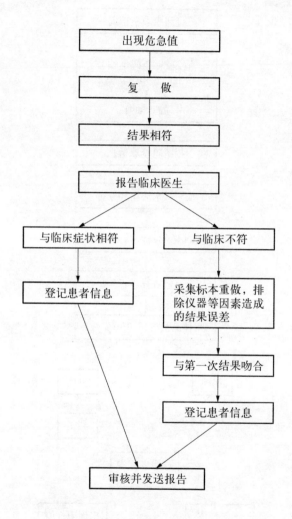

出现危急值

复　　做

结果相符

报告临床医生

与临床症状相符　　　与临床不符

登记患者信息　　　采集标本重做，排除仪器等因素造成的结果误差

与第一次结果吻合

登记患者信息

审核并发送报告

19. 血常规检查质控操作流程

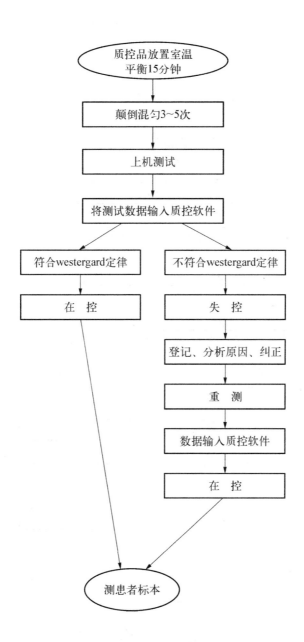

20. 尿常规检查质控操作流程

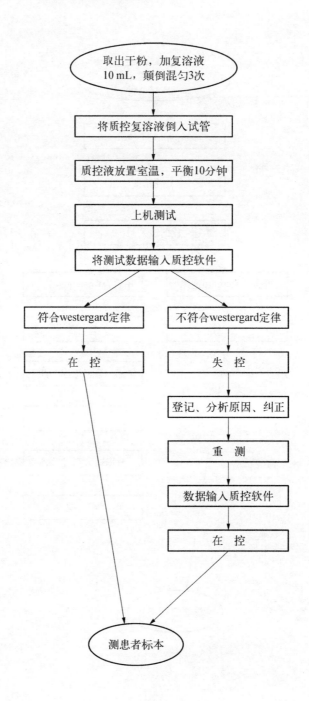

取出干粉，加复溶液 10 mL，颠倒混匀3次

将质控复溶液倒入试管

质控液放置室温，平衡10分钟

上机测试

将测试数据输入质控软件

符合westergard定律 | 不符合westergard定律

在 控 | 失 控

登记、分析原因、纠正

重 测

数据输入质控软件

在 控

测患者标本

21. 青霉素过敏休克抢救流程

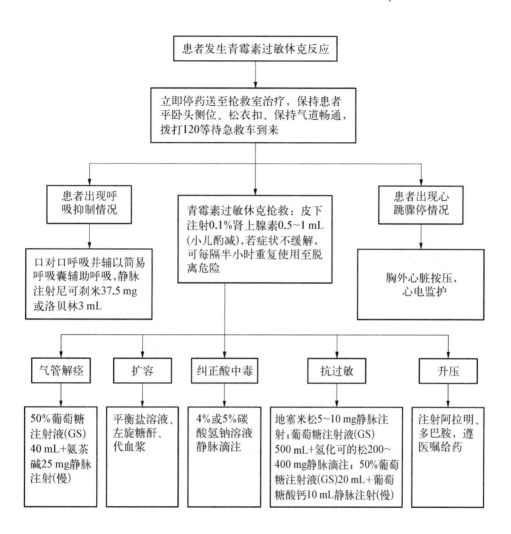

22. 脱发专病门诊工作流程

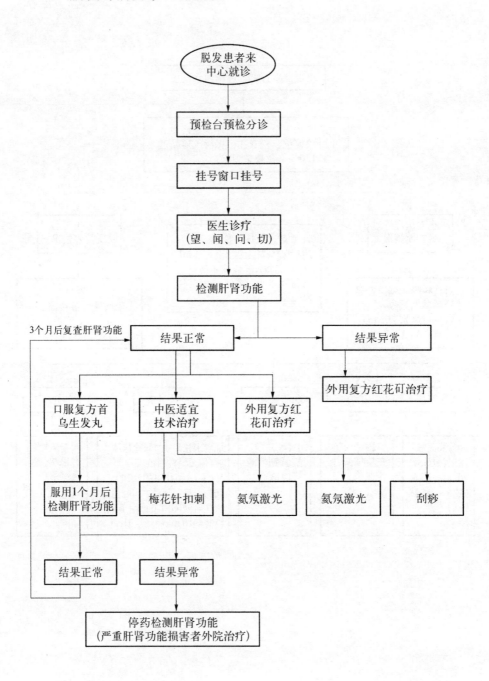

23. 白癜风门诊工作流程

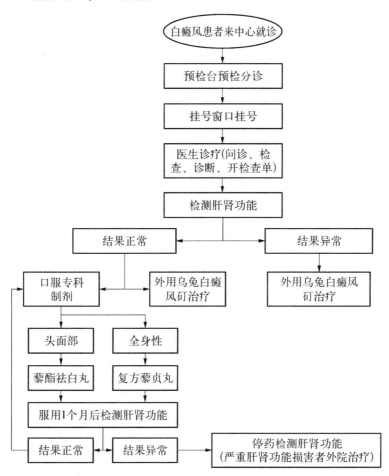

24. 胸痛患者首诊流程

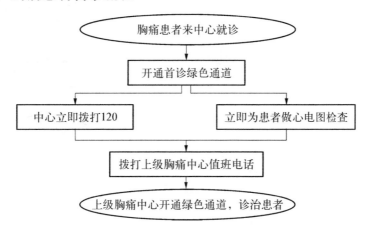

25. 科研管理控制流程

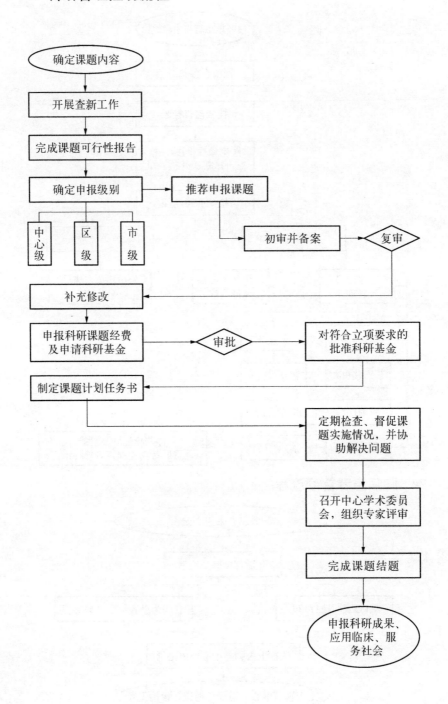

26. 科研论文费用报销流程

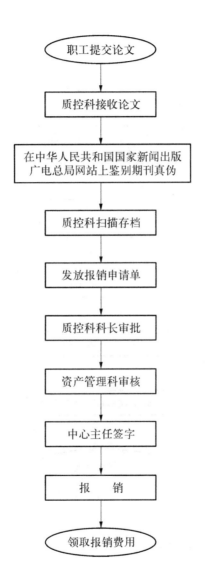

27. 继续教育学分管理流程

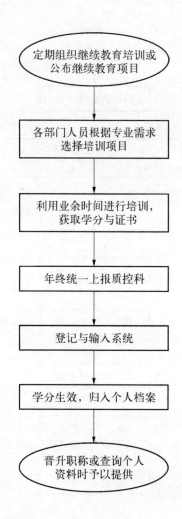

定期组织继续教育培训或
公布继续教育项目

各部门人员根据专业需求
选择培训项目

利用业余时间进行培训，
获取学分与证书

年终统一上报质控科

登记与输入系统

学分生效，归入个人档案

晋升职称或查询个人
资料时予以提供

28. 教学中心管理流程

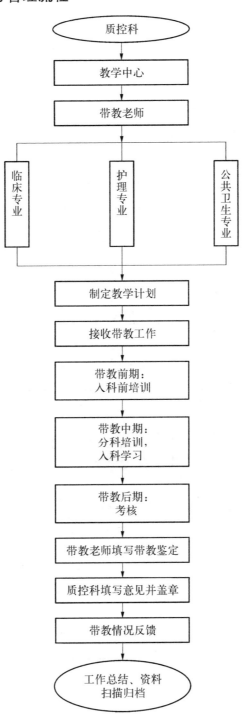

29. 医疗纠纷处理流程

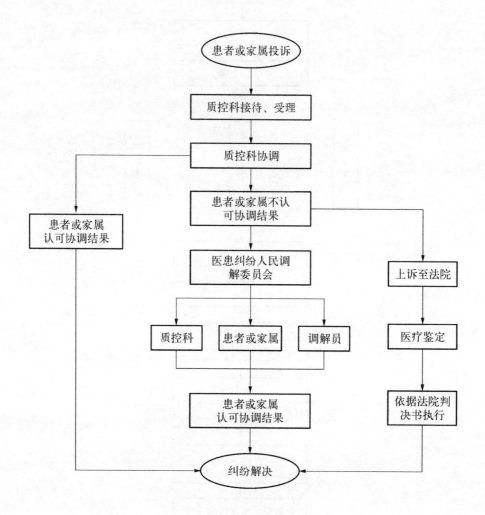

第二节　医疗感染管理

1. 医务人员预防感染防护流程图

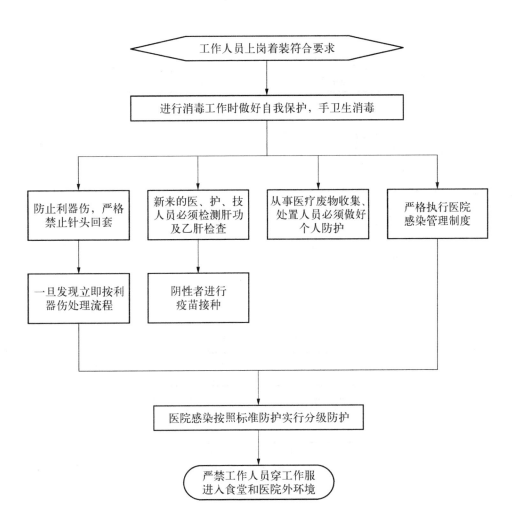

2. 医务人员锐器伤处理流程图

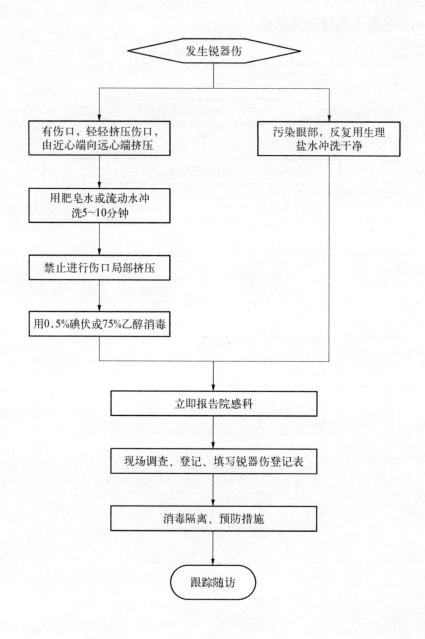

3. 职业暴露后处理流程图

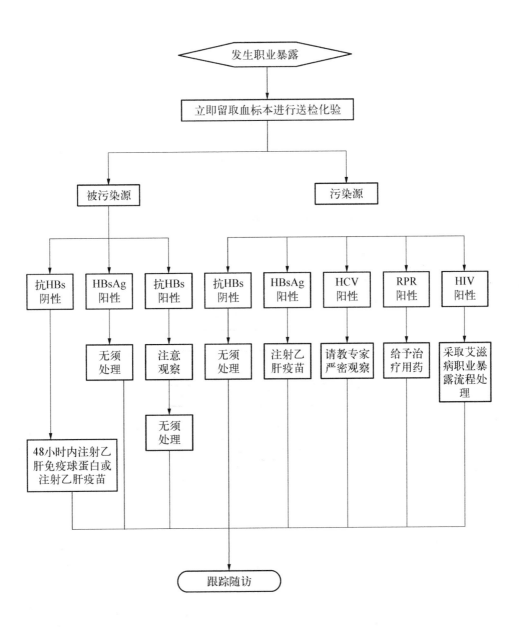

4. 医疗废物暂存处工作流程图

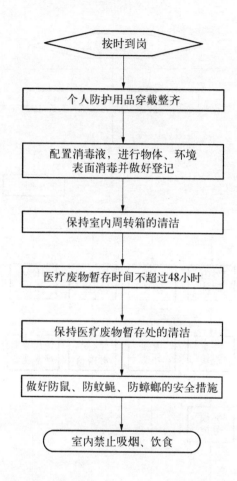

按时到岗

个人防护用品穿戴整齐

配置消毒液，进行物体、环境
表面消毒并做好登记

保持室内周转箱的清洁

医疗废物暂存时间不超过48小时

保持医疗废物暂存处的清洁

做好防鼠、防蚊蝇、防蟑螂的安全措施

室内禁止吸烟、饮食

5. 医疗废物转运工作流程图

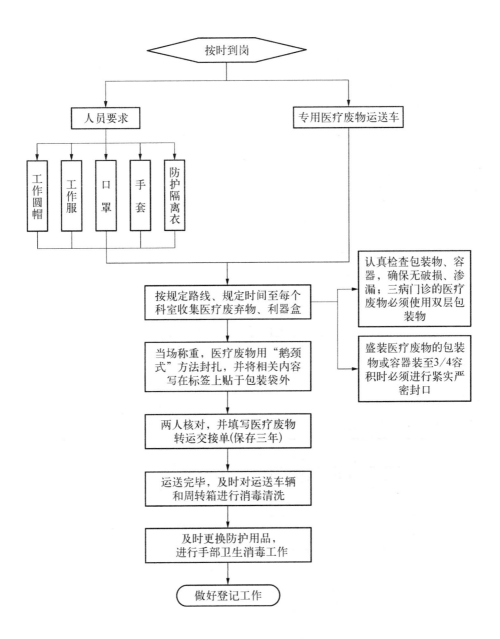

6. 医疗废物流失、泄漏事故后的处理上报流程图

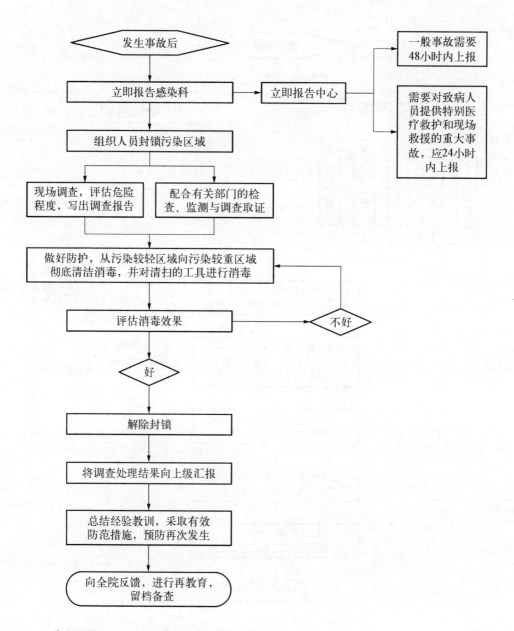

参考文献：牛江平. 医院管理流程图解[M]. 广州：广东人民出版社,2008.

7. 供应室物品灭菌工作流程图

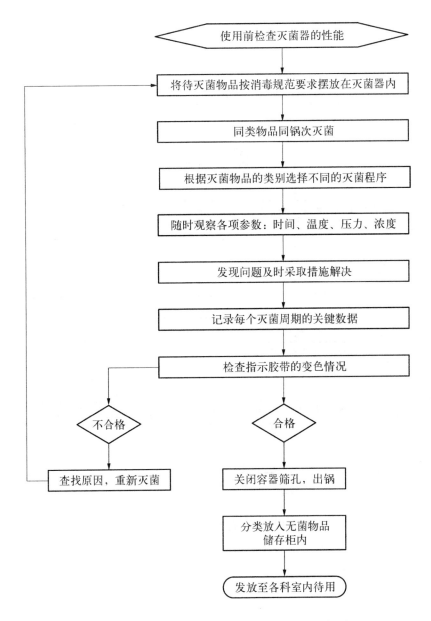

参考文献：牛江平.医院管理流程图解［M］.广州：广东人民出版社，2008.

8. 供应室物品清洗工作流程图

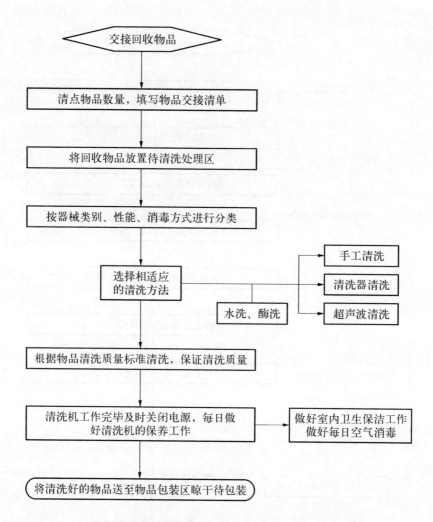

参考文献：牛江平. 医院管理流程图解[M]. 广州：广东人民出版社,2008.

9. 供应室物品发放及下收、下送工作流程图

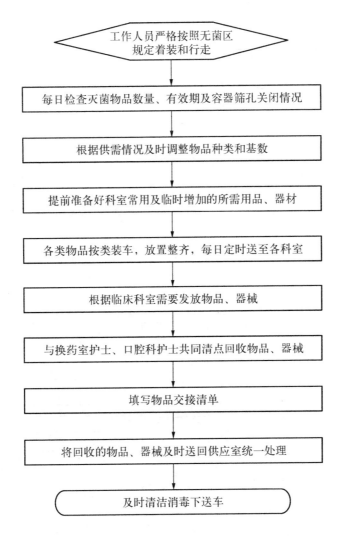

参考文献：牛江平.医院管理流程图解[M].广州：广东人民出版社,2008.

第三节 药剂管理

1. 药品供应保障体系流程

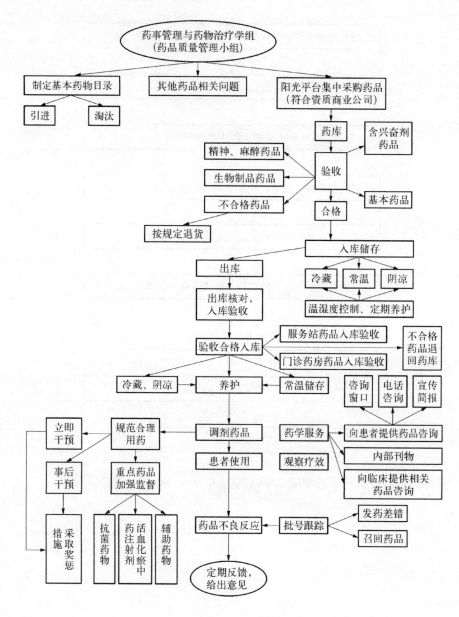

2. 药品质量管理网络

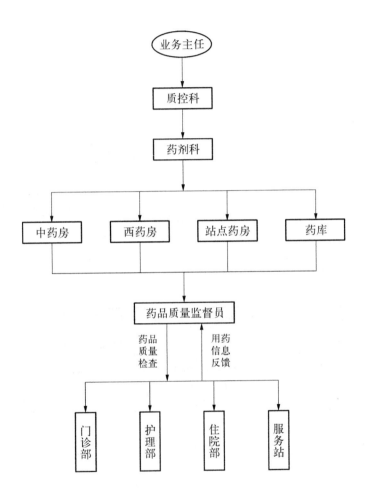

3. 突发事件药事管理应急预案流程

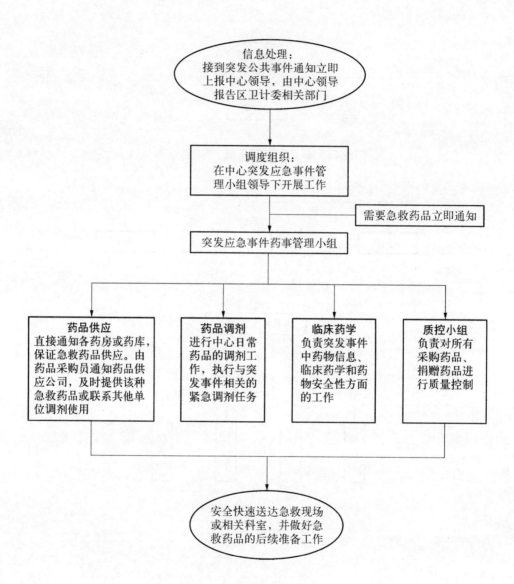

信息处理：
接到突发公共事件通知立即上报中心领导，由中心领导报告区卫计委相关部门

调度组织：
在中心突发应急事件管理小组领导下开展工作

需要急救药品立即通知

突发应急事件药事管理小组

药品供应
直接通知各药房或药库，保证急救药品供应。由药品采购员通知药品供应公司，及时提供该种急救药品或联系其他单位调剂使用

药品调剂
进行中心日常药品的调剂工作，执行与突发事件相关的紧急调剂任务

临床药学
负责突发事件中药物信息、临床药学和药物安全性方面的工作

质控小组
负责对所有采购药品、捐赠药品进行质量控制

安全快速送达急救现场或相关科室，并做好急救药品的后续准备工作

4. 突发事件药品供应应急预案流程

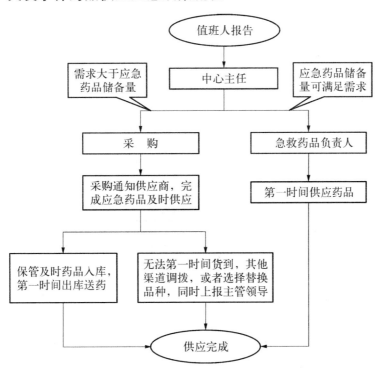

5. 新药引进流程

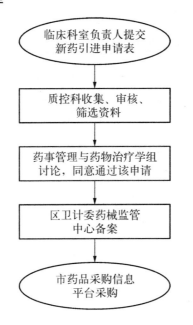

6. 药品淘汰流程

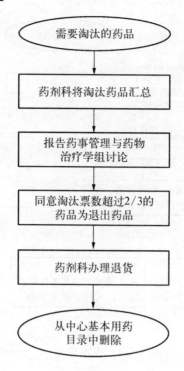

7. 药品采购流程

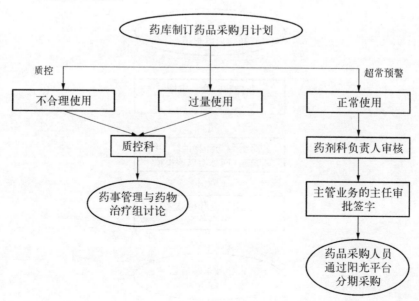

8. 药库工作流程

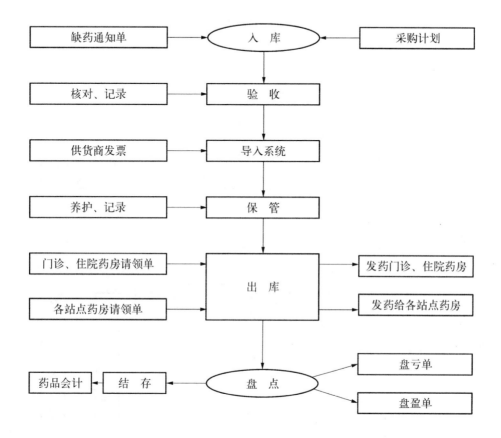

9. 药库药品效期管理流程

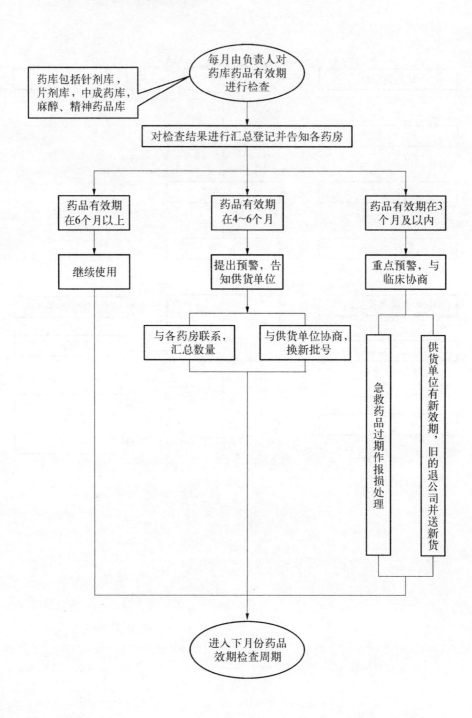

药库包括针剂库，片剂库，中成药库，麻醉、精神药品库

每月由负责人对药库药品有效期进行检查

对检查结果进行汇总登记并告知各药房

药品有效期在6个月以上 → 继续使用

药品有效期在4~6个月 → 提出预警，告知供货单位 → 与各药房联系，汇总数量 / 与供货单位协商，换新批号

药品有效期在3个月及以内 → 重点预警，与临床协商 → 急救药品过期作报损处理 / 供货单位有新效期，旧的退公司并送新货

进入下月份药品效期检查周期

10. 药品召回程序流程

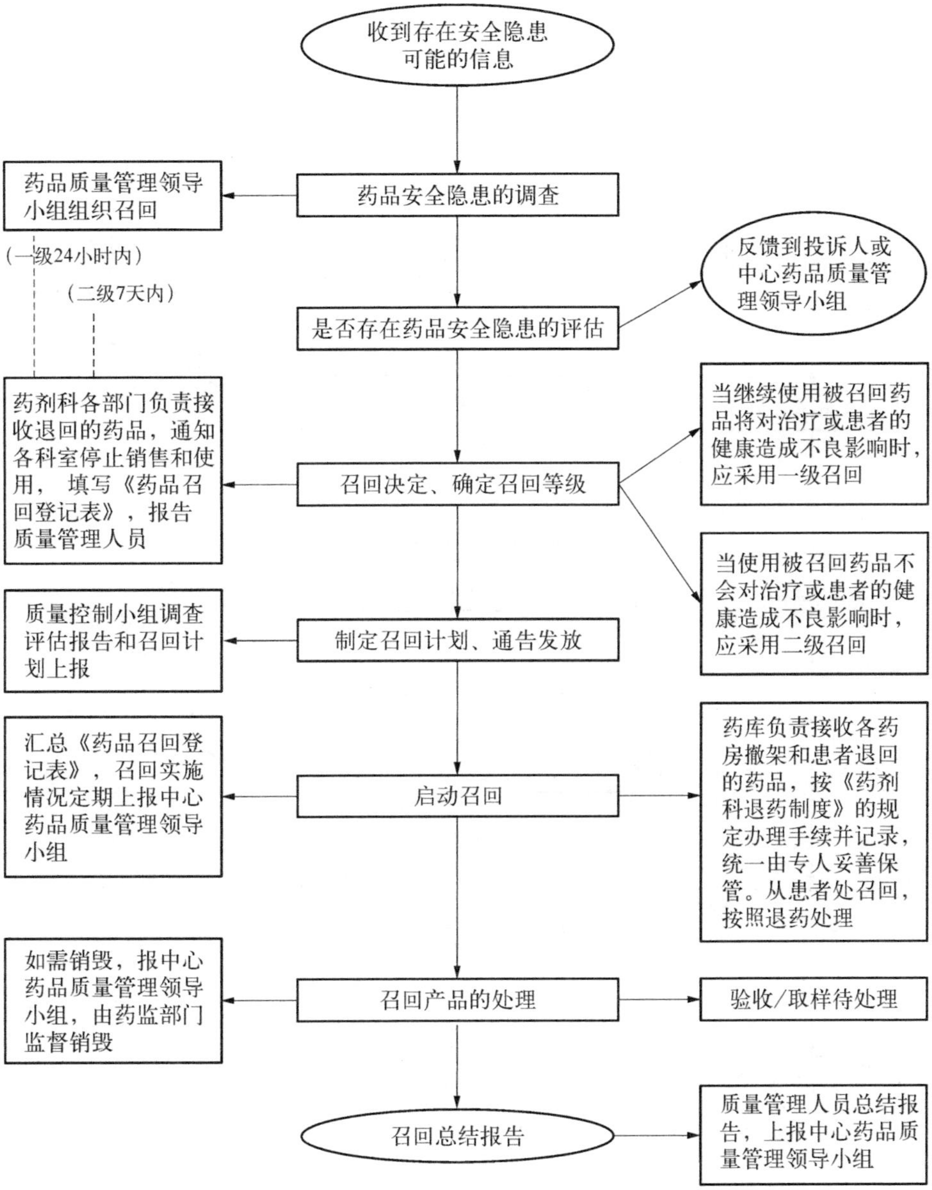
收到存在安全隐患可能的信息
药品安全隐患的调查
药品质量管理领导小组组织召回
（一级24小时内）
（二级7天内）
是否存在药品安全隐患的评估
反馈到投诉人或中心药品质量管理领导小组
药剂科各部门负责接收退回的药品，通知各科室停止销售和使用，填写《药品召回登记表》，报告质量管理人员
召回决定、确定召回等级
当继续使用被召回药品将对治疗或患者的健康造成不良影响时，应采用一级召回
当使用被召回药品不会对治疗或患者的健康造成不良影响时，应采用二级召回
质量控制小组调查评估报告和召回计划上报
制定召回计划、通告发放
汇总《药品召回登记表》，召回实施情况定期上报中心药品质量管理领导小组
启动召回
药库负责接收各药房撤架和患者退回的药品，按《药剂科退药制度》的规定办理手续并记录，统一由专人妥善保管。从患者处召回，按照退药处理
如需销毁，报中心药品质量管理领导小组，由药监部门监督销毁
召回产品的处理
验收/取样待处理
召回总结报告
质量管理人员总结报告，上报中心药品质量管理领导小组

11. 门诊处方调剂流程

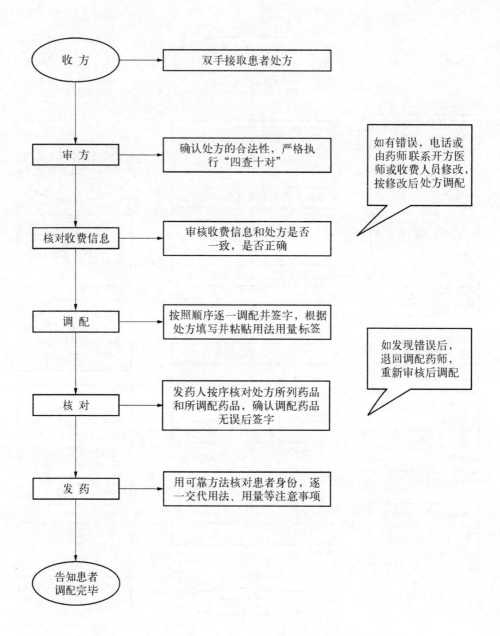

收　方 → 双手接取患者处方

审　方 → 确认处方的合法性，严格执行"四查十对"

如有错误，电话或由药师联系开方医师或收费人员修改，按修改后处方调配

核对收费信息 → 审核收费信息和处方是否一致，是否正确

调　配 → 按照顺序逐一调配并签字，根据处方填写并粘贴用法用量标签

如发现错误后，退回调配药师，重新审核后调配

核　对 → 发药人按序核对处方所列药品和所调配药品，确认调配药品无误后签字

发　药 → 用可靠方法核对患者身份，逐一交代用法、用量等注意事项

告知患者调配完毕

12. "四查十对"操作流程

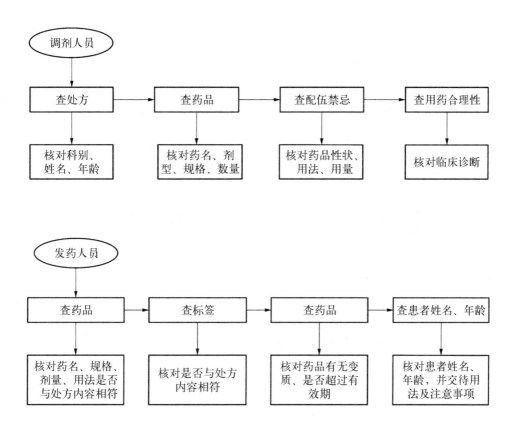

13. 调剂差错管理流程

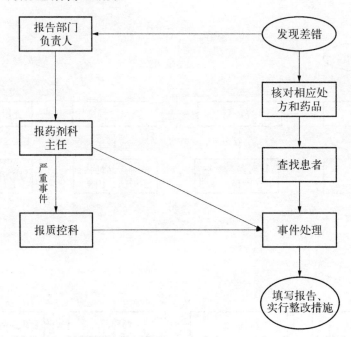

14. 住院药房工作流程

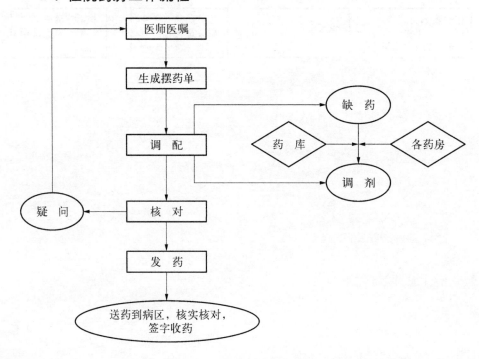

15. 门诊药房（住院药房）药品效期管理流程

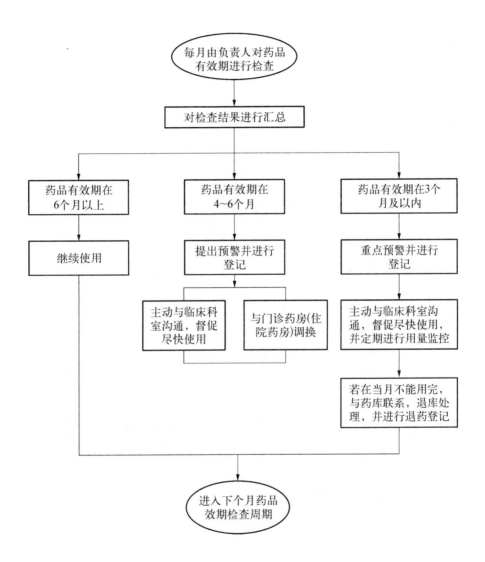

16. 临床备用药品、抢救药品领用流程

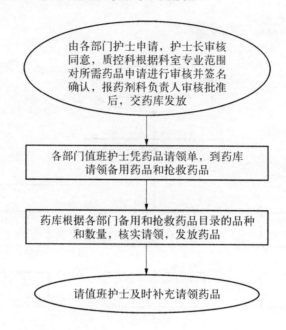

17. 药物不良反应报告流程

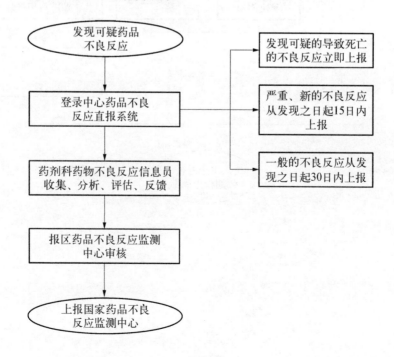

18. 药物性废物处理流程

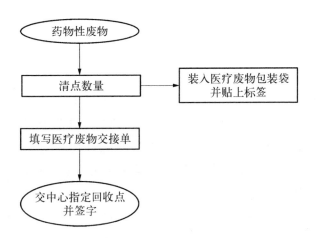

第二章　护理质量管理流程

　　护理作为医疗卫生事业的重要组成部分,在医学科学领域有着重要的地位和作用。质量是医护工作的根本,质量管理是护理管理的重要组成部分,是撬动整个护理管理走向科学化、规范化的重要力量,通过质量管理、标准化流程让护理服务保持良好的水平并持续改进,让患者受益,这是护理标准、规范流程工作价值的真正体现。

　　医疗机构是一个大系统,每项工作都要制订统一、有规律的流程,才能保证达到统一的质量标准。因此,有必要对各项护理标准制定合理的流程,使所做的每件事情有明确的规范和要求,简单并有利于执行与操作,努力培养护理人员按章办事的习惯,用流程管理的方法编制护理操作流程图。通过对常规护理工作流程的建立和根本性的再设计,改善护理服务的质量和效率。

　　本章以流程图的形式,密切结合现代医疗机构工作和管理实际,包括护理质量管理工作流程、护理业务工作规范管理流程、护理职责流程以及护理基本技术操作流程等。

　　通过编制流程,提高护理人员的执业素质与执行能力,提高护理质量,加强护理管理,加快护理事业的发展。随着医疗质量的改革及护理模式的转变,在今后的管理工作中,需要不断修订和完善医院护理管理制度,提高护理管理水平,以适应护理学科发展的需要。

第一节　门诊护理流程

1. 护理组组长兼门诊护士长工作流程

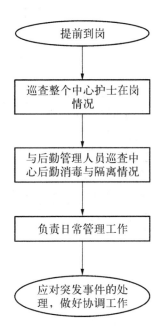

2. 门诊护士日班工作流程

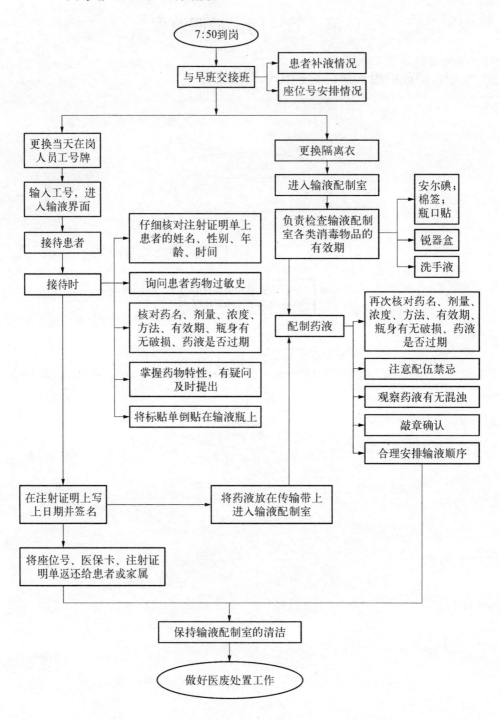

3. 门诊护士早班工作流程

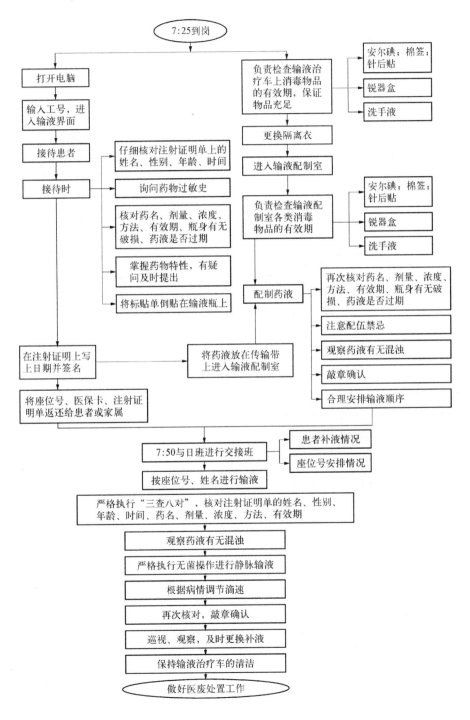

4. 门诊巡回护士班工作流程

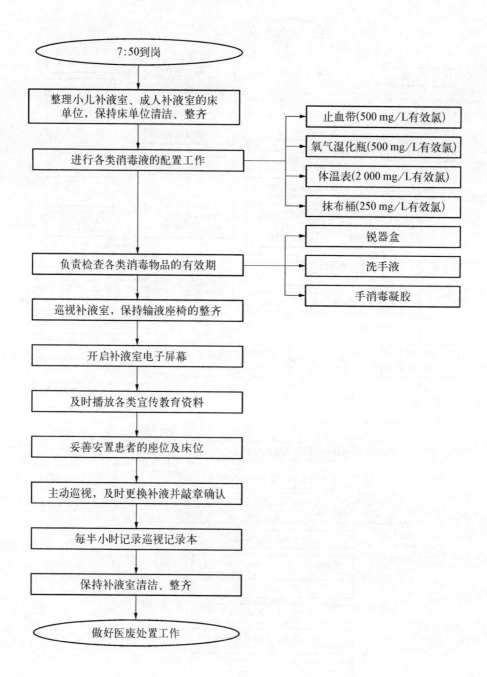

7:50到岗

整理小儿补液室、成人补液室的床单位，保持床单位清洁、整齐

进行各类消毒液的配置工作

止血带(500 mg/L有效氯)

氧气湿化瓶(500 mg/L有效氯)

体温表(2 000 mg/L有效氯)

抹布桶(250 mg/L有效氯)

负责检查各类消毒物品的有效期

锐器盒

洗手液

手消毒凝胶

巡视补液室，保持输液座椅的整齐

开启补液室电子屏幕

及时播放各类宣传教育资料

妥善安置患者的座位及床位

主动巡视，及时更换补液并敲章确认

每半小时记录巡视记录本

保持补液室清洁、整齐

做好医废处置工作

5. 门诊注射护士班工作流程

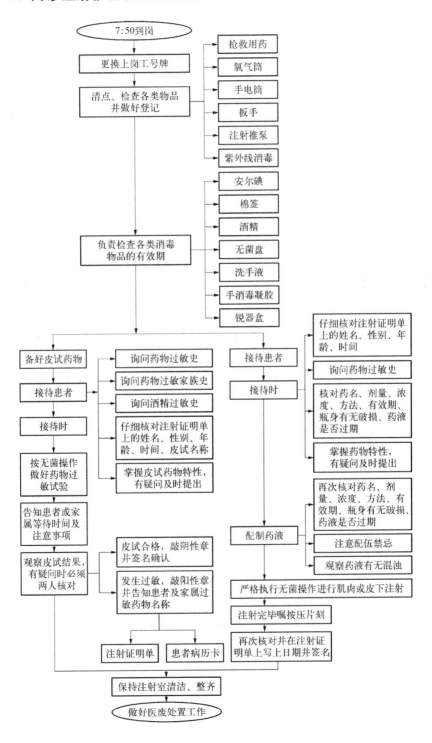

6. 门诊预检护士班工作流程

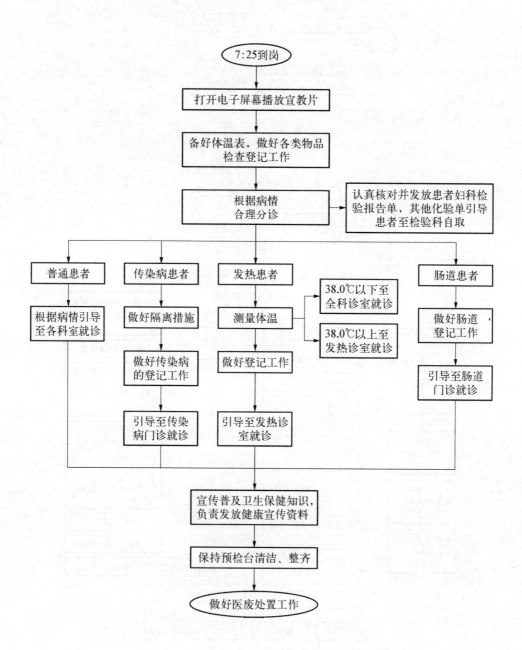

7. 门诊分诊护士班工作流程

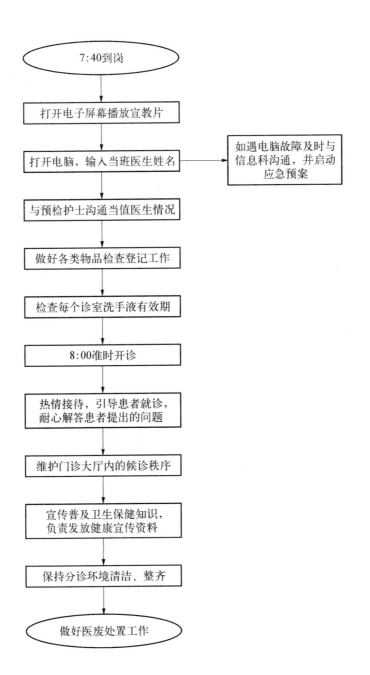

7:40到岗

↓

打开电子屏幕播放宣教片

↓

打开电脑，输入当班医生姓名 → 如遇电脑故障及时与信息科沟通，并启动应急预案

↓

与预检护士沟通当值医生情况

↓

做好各类物品检查登记工作

↓

检查每个诊室洗手液有效期

↓

8：00准时开诊

↓

热情接待，引导患者就诊，耐心解答患者提出的问题

↓

维护门诊大厅内的候诊秩序

↓

宣传普及卫生保健知识，负责发放健康宣传资料

↓

保持分诊环境清洁、整齐

↓

做好医废处置工作

8. 门诊换药护士班工作流程

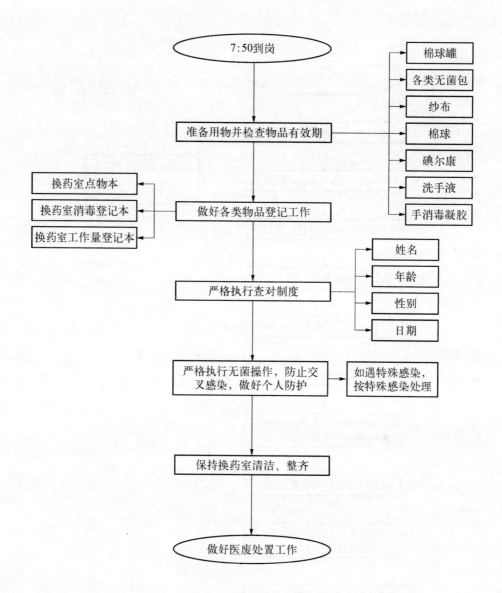

9. 门诊口腔护士班工作流程

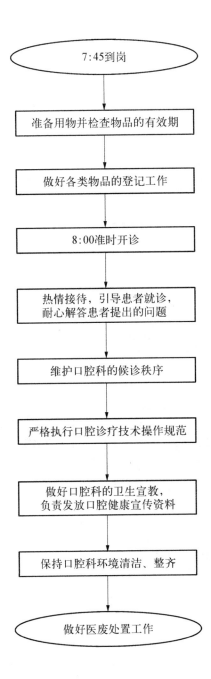

7:45到岗

准备用物并检查物品的有效期

做好各类物品的登记工作

8:00准时开诊

热情接待，引导患者就诊，
耐心解答患者提出的问题

维护口腔科的候诊秩序

严格执行口腔诊疗技术操作规范

做好口腔科的卫生宣教，
负责发放口腔健康宣传资料

保持口腔科环境清洁、整齐

做好医废处置工作

10. 门诊发热诊室护士班工作流程

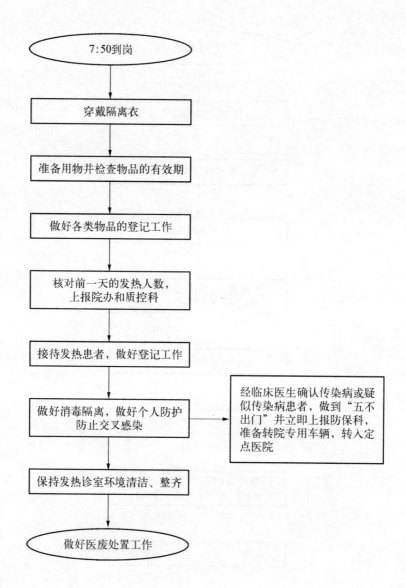

11. 门诊供应室护士班工作流程

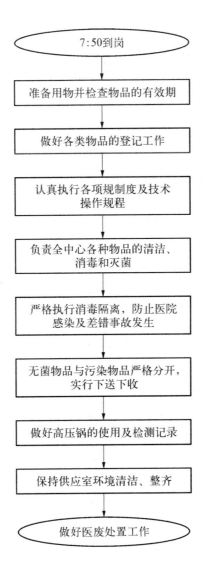

7:50到岗

准备用物并检查物品的有效期

做好各类物品的登记工作

认真执行各项规制度及技术操作规程

负责全中心各种物品的清洁、消毒和灭菌

严格执行消毒隔离，防止医院感染及差错事故发生

无菌物品与污染物品严格分开，实行下送下收

做好高压锅的使用及检测记录

保持供应室环境清洁、整齐

做好医废处置工作

12. 门诊兼病区护士值班工作流程

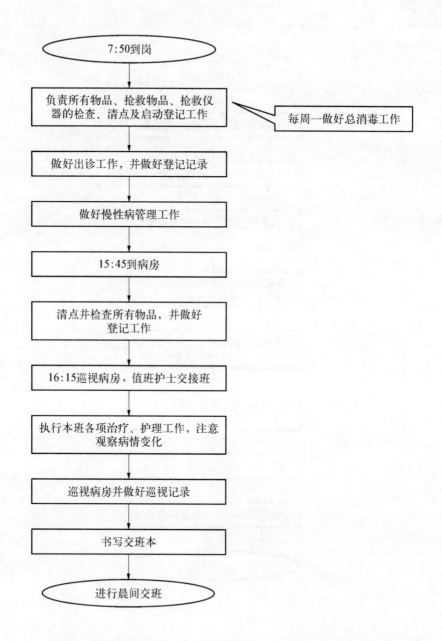

7:50到岗

负责所有物品、抢救物品、抢救仪器的检查、清点及启动登记工作

每周一做好总消毒工作

做好出诊工作，并做好登记记录

做好慢性病管理工作

15:45到病房

清点并检查所有物品，并做好登记工作

16:15巡视病房，值班护士交接班

执行本班各项治疗、护理工作，注意观察病情变化

巡视病房并做好巡视记录

书写交班本

进行晨间交班

第二节 病区护理流程

1. 病区护士长工作流程

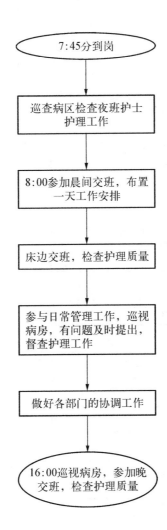

2. 病区患者入院护士工作流程

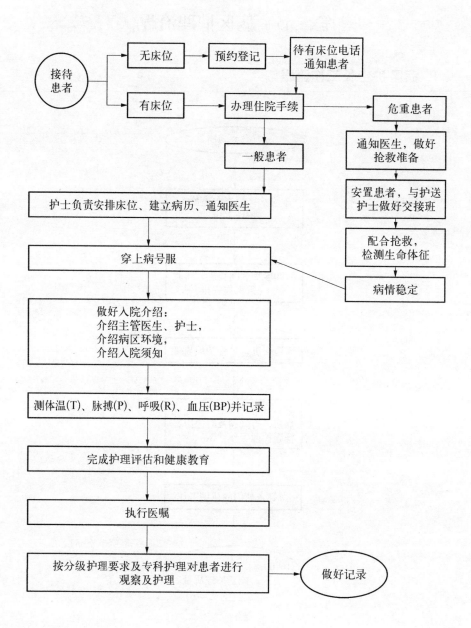

3. 病区患者出院护士工作流程

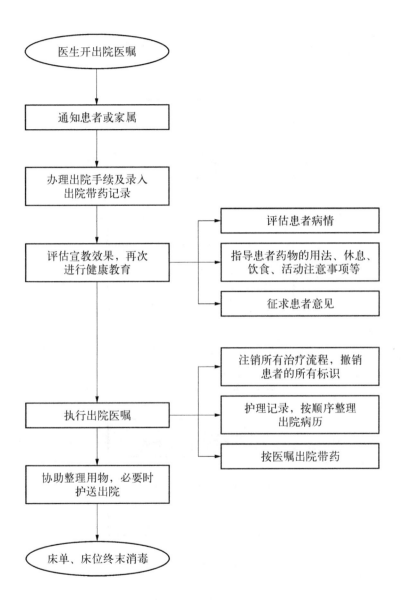

4. 病区护理业务查房工作流程

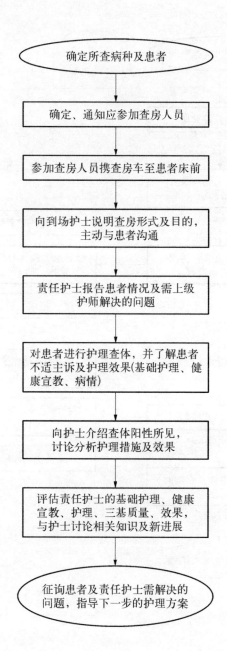

确定所查病种及患者

↓

确定、通知应参加查房人员

↓

参加查房人员携查房车至患者床前

↓

向到场护士说明查房形式及目的,
主动与患者沟通

↓

责任护士报告患者情况及需上级
护师解决的问题

↓

对患者进行护理查体,并了解患者
不适主诉及护理效果(基础护理、健
康宣教、病情)

↓

向护士介绍查体阳性所见,
讨论分析护理措施及效果

↓

评估责任护士的基础护理、健康
宣教、护理、三基质量、效果,
与护士讨论相关知识及新进展

↓

征询患者及责任护士需解决的
问题,指导下一步的护理方案

5. 病区责任护士工作流程

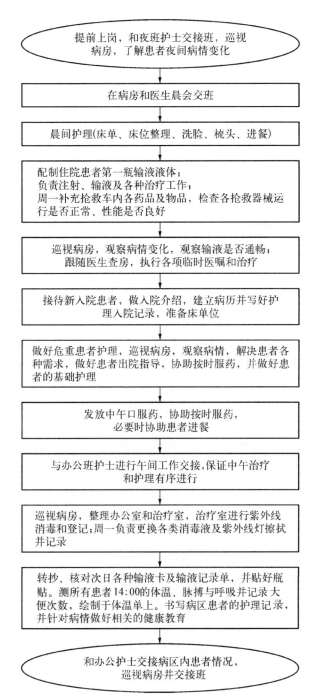

提前上岗，和夜班护士交接班，巡视
病房，了解患者夜间病情变化

在病房和医生晨会交班

晨间护理(床单、床位整理、洗脸、梳头、进餐)

配制住院患者第一瓶输液液体；
负责注射、输液及各种治疗工作；
周一补充抢救车内各药品及物品，检查各抢救器械运
行是否正常、性能是否良好

巡视病房，观察病情变化，观察输液是否通畅；
跟随医生查房，执行各项临时医嘱和治疗

接待新入院患者，做入院介绍，建立病历并写好护
理入院记录，准备床单位

做好危重患者护理，巡视病房，观察病情，解决患者各
种需求，做好患者出院指导，协助按时服药，并做好患
者的基础护理

发放中午口服药，协助按时服药，
必要时协助患者进餐

与办公班护士进行午间工作交接，保证中午治疗
和护理有序进行

巡视病房，整理办公室和治疗室，治疗室进行紫外线
消毒和登记；周一负责更换各类消毒液及紫外线灯擦拭
并记录

转抄、核对次日各种输液卡及输液记录单，并贴好瓶
贴。测所有患者14:00的体温、脉搏与呼吸并记录大
便次数，绘制于体温单上。书写病区患者的护理记录，
并针对病情做好相关的健康教育

和办公护士交接病区内患者情况，
巡视病房并交接班

6. 病区办公班护士工作流程

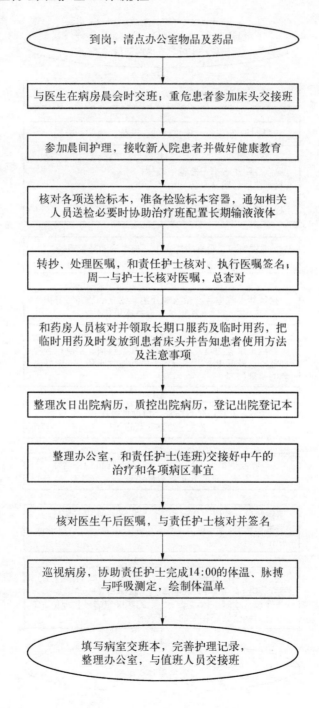

到岗，清点办公室物品及药品

与医生在病房晨会时交班；重危患者参加床头交接班

参加晨间护理，接收新入院患者并做好健康教育

核对各项送检标本，准备检验标本容器，通知相关人员送检必要时协助治疗班配置长期输液液体

转抄、处理医嘱，和责任护士核对、执行医嘱签名；周一与护士长核对医嘱，总查对

和药房人员核对并领取长期口服药及临时用药，把临时用药及时发放到患者床头并告知患者使用方法及注意事项

整理次日出院病历，质控出院病历，登记出院登记本

整理办公室，和责任护士(连班)交接好中午的治疗和各项病区事宜

核对医生午后医嘱，与责任护士核对并签名

巡视病房，协助责任护士完成14:00的体温、脉搏与呼吸测定，绘制体温单

填写病室交班本，完善护理记录，整理办公室，与值班人员交接班

7. 病区夜值班护士工作流程

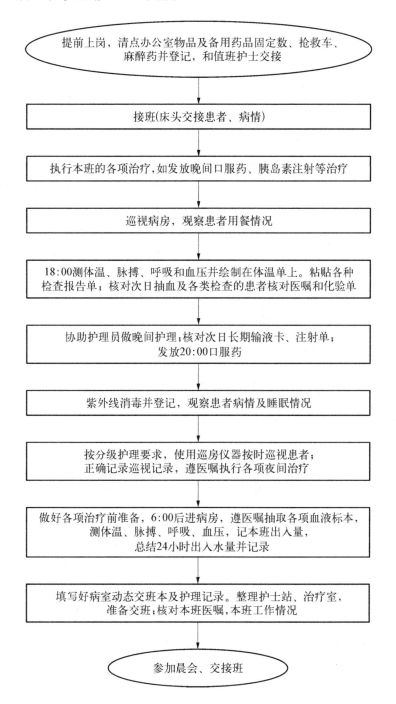

提前上岗，清点办公室物品及备用药品固定数、抢救车、麻醉药并登记，和值班护士交接

接班(床头交接患者、病情)

执行本班的各项治疗,如发放晚间口服药、胰岛素注射等治疗

巡视病房，观察患者用餐情况

18:00测体温、脉搏、呼吸和血压并绘制在体温单上。粘贴各种检查报告单；核对次日抽血及各类检查的患者核对医嘱和化验单

协助护理员做晚间护理;核对次日长期输液卡、注射单;发放20:00口服药

紫外线消毒并登记，观察患者病情及睡眠情况

按分级护理要求，使用巡房仪器按时巡视患者；正确记录巡视记录，遵医嘱执行各项夜间治疗

做好各项治疗前准备, 6:00后进病房,遵医嘱抽取各项血液标本,测体温、脉搏、呼吸、血压,记本班出入量,总结24小时出入水量并记录

填写好病室动态交班本及护理记录。整理护士站、治疗室,准备交班;核对本班医嘱,本班工作情况

参加晨会、交接班

8. 病区分级护理巡视工作流程

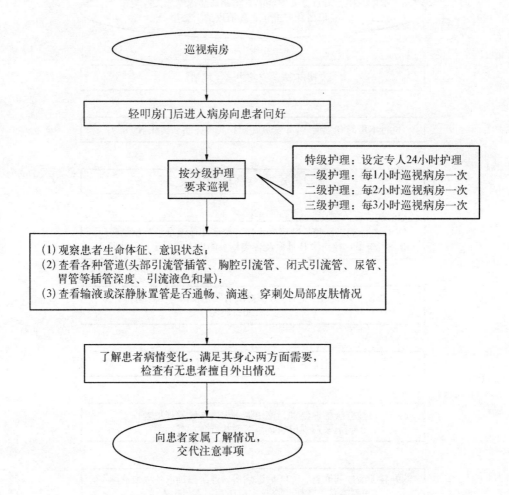

巡视病房

↓

轻叩房门后进入病房向患者问好

↓

按分级护理
要求巡视

特级护理：设定专人24小时护理
一级护理：每1小时巡视病房一次
二级护理：每2小时巡视病房一次
三级护理：每3小时巡视病房一次

↓

(1) 观察患者生命体征、意识状态；
(2) 查看各种管道(头部引流管插管、胸腔引流管、闭式引流管、尿管、
　　胃管等插管深度、引流液色和量)；
(3) 查看输液或深静脉置管是否通畅、滴速、穿刺处局部皮肤情况

↓

了解患者病情变化，满足其身心两方面需要，
检查有无患者擅自外出情况

↓

向患者家属了解情况，
交代注意事项

9. 病区护士核对医嘱流程

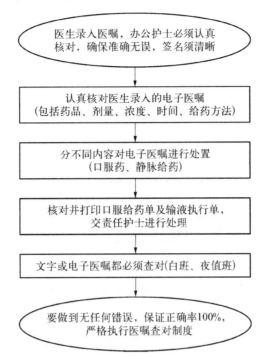

医生录入医嘱，办公护士必须认真
核对，确保准确无误，签名须清晰

认真核对医生录入的电子医嘱
（包括药品、剂量、浓度、时间、给药方法）

分不同内容对电子医嘱进行处置
（口服药、静脉给药）

核对并打印口服给药单及输液执行单，
交责任护士进行处理

文字或电子医嘱都必须查对(白班、夜值班)

要做到无任何错误，保证正确率100%，
严格执行医嘱查对制度

10. 病区护士执行医嘱流程

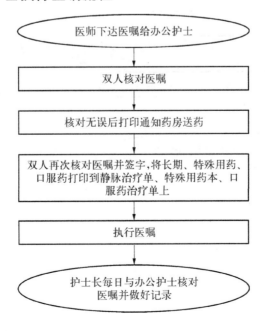

医师下达医嘱给办公护士

双人核对医嘱

核对无误后打印通知药房送药

双人再次核对医嘱并签字,将长期、特殊用药、
口服药打印到静脉治疗单、特殊用药本、口
服药治疗单上

执行医嘱

护士长每日与办公护士核对
医嘱并做好记录

11. 病区急救时口头医嘱执行流程

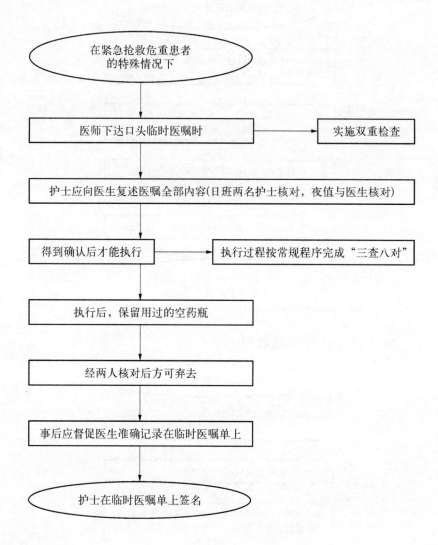

在紧急抢救危重患者
的特殊情况下

医师下达口头临时医嘱时 → 实施双重检查

护士应向医生复述医嘱全部内容(日班两名护士核对,夜值与医生核对)

得到确认后才能执行 → 执行过程按常规程序完成"三查八对"

执行后,保留用过的空药瓶

经两人核对后方可弃去

事后应督促医生准确记录在临时医嘱单上

护士在临时医嘱单上签名

12. 病区护理交接班工作流程

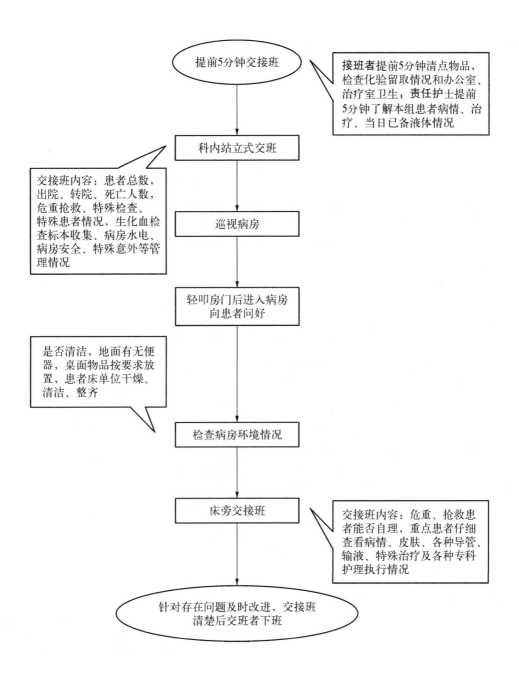

13. 病区住院患者健康宣教流程

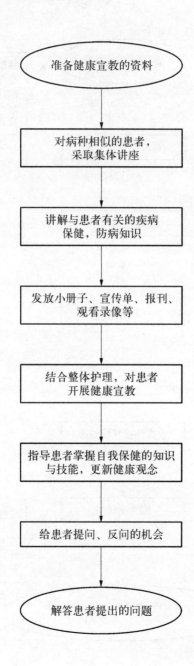

准备健康宣教的资料

对病种相似的患者，采取集体讲座

讲解与患者有关的疾病保健，防病知识

发放小册子、宣传单、报刊、观看录像等

结合整体护理，对患者开展健康宣教

指导患者掌握自我保健的知识与技能，更新健康观念

给患者提问、反问的机会

解答患者提出的问题

14. 病区危急值报告制度、处理流程

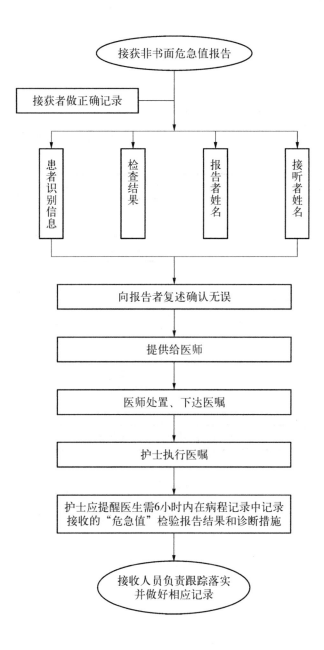

15. 病区护理不良事件上报流程

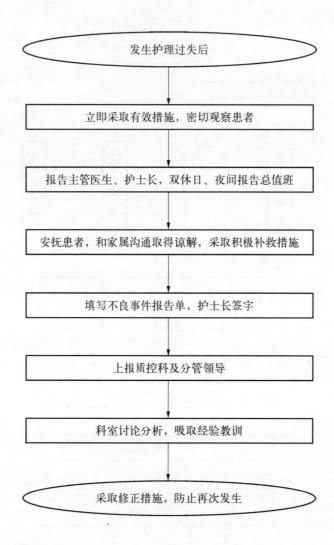

发生护理过失后

立即采取有效措施，密切观察患者

报告主管医生、护士长，双休日、夜间报告总值班

安抚患者，和家属沟通取得谅解，采取积极补救措施

填写不良事件报告单，护士长签字

上报质控科及分管领导

科室讨论分析，吸取经验教训

采取修正措施，防止再次发生

16. 病区死亡患者处理流程

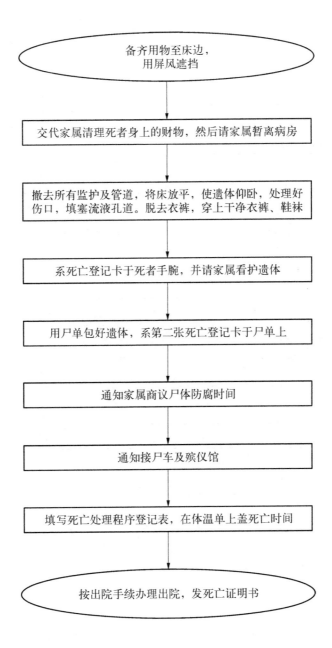

备齐用物至床边，
用屏风遮挡

交代家属清理死者身上的财物，然后请家属暂离病房

撤去所有监护及管道，将床放平，使遗体仰卧，处理好
伤口，填塞流液孔道。脱去衣裤，穿上干净衣裤、鞋袜

系死亡登记卡于死者手腕，并请家属看护遗体

用尸单包好遗体，系第二张死亡登记卡于尸单上

通知家属商议尸体防腐时间

通知接尸车及殡仪馆

填写死亡处理程序登记表，在体温单上盖死亡时间

按出院手续办理出院，发死亡证明书

17. 病区终末处理流程

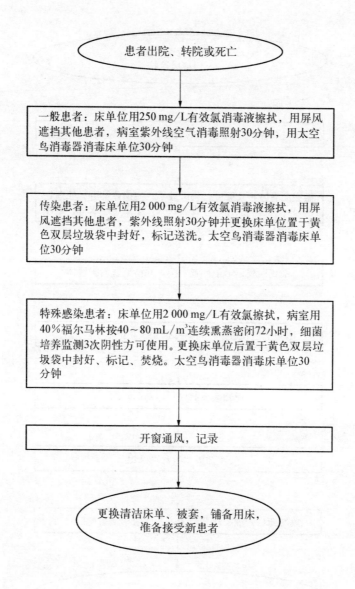

患者出院、转院或死亡

一般患者：床单位用250 mg/L有效氯消毒液擦拭，用屏风遮挡其他患者，病室紫外线空气消毒照射30分钟，用太空鸟消毒器消毒床单位30分钟

传染患者：床单位用2 000 mg/L有效氯消毒液擦拭，用屏风遮挡其他患者，紫外线照射30分钟并更换床单位置于黄色双层垃圾袋中封好，标记送洗。太空鸟消毒器消毒床单位30分钟

特殊感染患者：床单位用2 000 mg/L有效氯擦拭，病室用40%福尔马林按40～80 mL/m³连续熏蒸密闭72小时，细菌培养监测3次阴性方可使用。更换床单位后置于黄色双层垃圾袋中封好、标记、焚烧。太空鸟消毒器消毒床单位30分钟

开窗通风，记录

更换清洁床单、被套，铺备用床，准备接受新患者

第三节 护理质量控制及纠纷处理

1. 护理质量控制工作流程

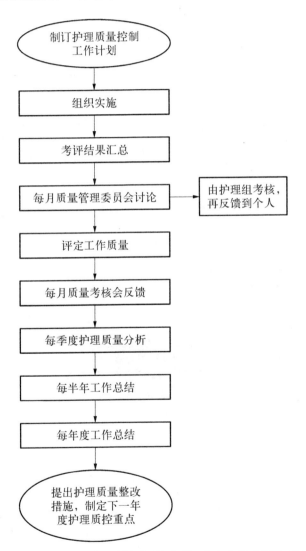

参考文献：牛江平. 医院管理流程图解［M］. 广州：广东人民出版社，2008.

2. 护理人员培训考核工作流程

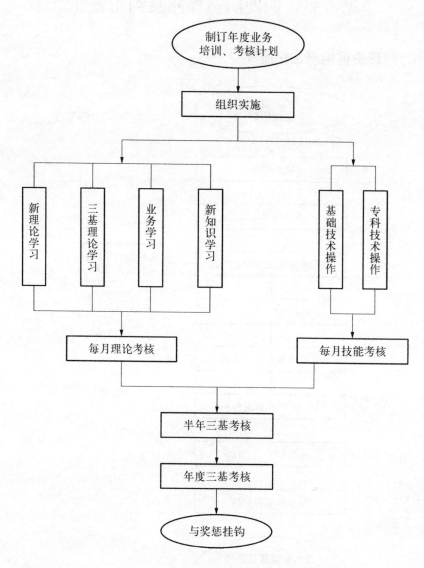

参考文献：牛江平. 医院管理流程图解［M］. 广州：广东人民出版社，2008.

3. 护理不良事件处理流程

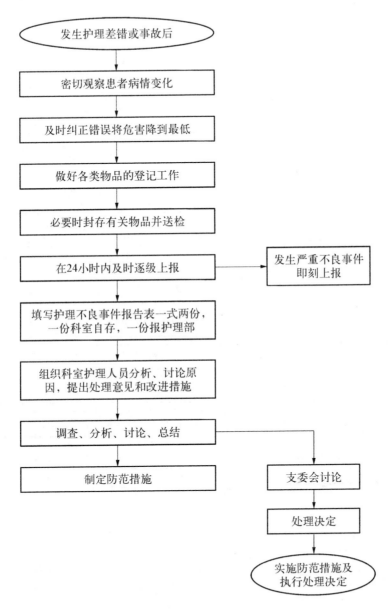

参考：牛江平. 医院管理流程图解［M］. 广州：广东人民出版社，2008.

4. 护理差错事故处理上报流程

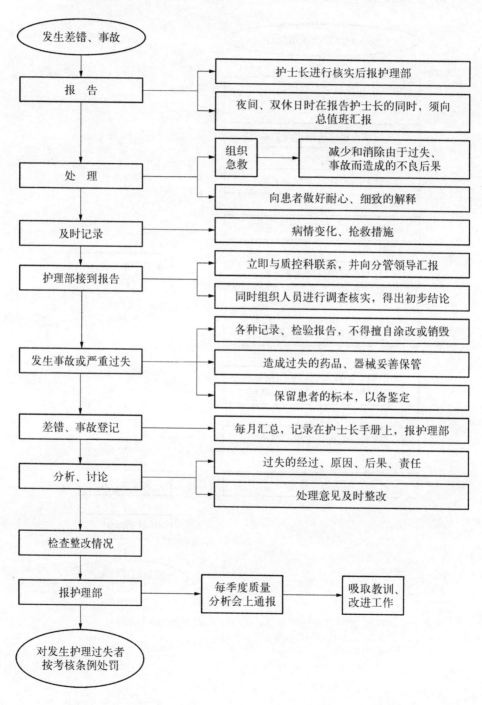

5. 护理投诉及纠纷处理流程

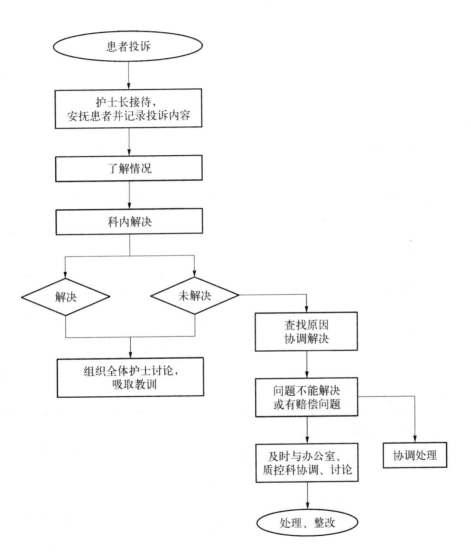

参考：牛江平. 医院管理流程图解[M]. 广州：广东人民出版社，2008.

第三章 公共卫生管理流程

  社区卫生服务中心应按照促进基本公共卫生服务逐步均等化的工作要求，扎实开展公共卫生工作，以提高社区居民的健康水平为目标，坚持以人为本的理念，开展辖区内的传染病防控、慢性病管理、出生和死亡监测、意外伤害监测、妇幼保健、健康教育、环境卫生、职业卫生及卫生监督协管等工作，不断提高公共卫生服务能力和健康服务水平。

  社区公共卫生工作包括传染病防治、健康促进与慢性病防治、公共卫生管理三部分。传染病防治包括：传染病及突发公共卫生事件报告和处理、病媒消毒、结核病艾滋病管理、预防接种。健康促进与慢性病防治包括：高血压患者健康管理、糖尿病患者健康管理、心脑血管疾病患者健康管理、肿瘤患者健康管理与早发现、严重精神障碍患者管理、生命统计、学校卫生、学校口腔保健、眼病防治、健康教育。公共卫生管理包括：孕产妇健康管理、0～6岁儿童健康管理、职业卫生、卫生监督协管、环境卫生、营养卫生、食品卫生与食源性疾病防治、计划生育工作。在各项工作流程中，分别对国家基本公共卫生服务项目的服务对象、内容、流程、要求、考核指标等进行阐述。

  各项流程图是各条线为居民免费提供基本公共卫生服务的工作经验总结，也是中心开展基本公共卫生服务绩效考核的依据。

  由于社区公共卫生服务项目的内容和指标是动态变化的，这些管理流程图也应及时调整和完善。

第一节 传染病防治

1. 传染病报告流程（图见下页）

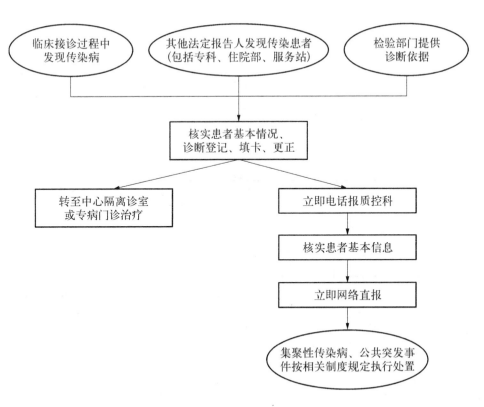

2. 传染病患者转诊流程

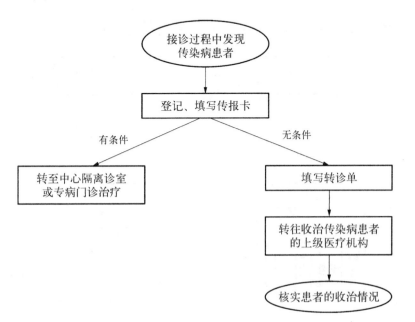

3. 感染性疾病暴发处置流程

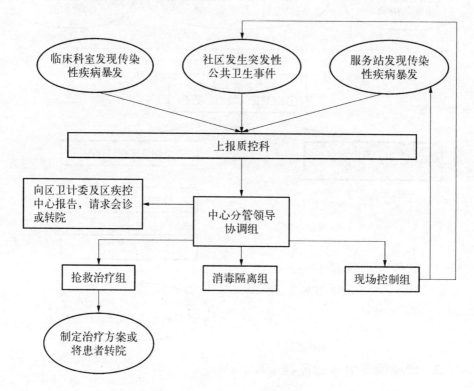

4. 公共卫生突发事件报告应急处置流程

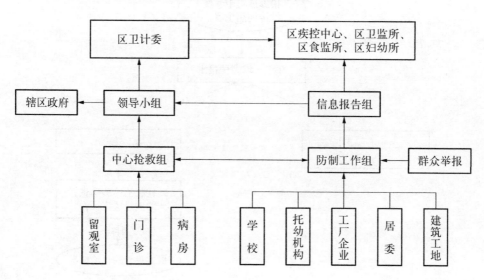

5. 呼吸道传染病应急处置流程

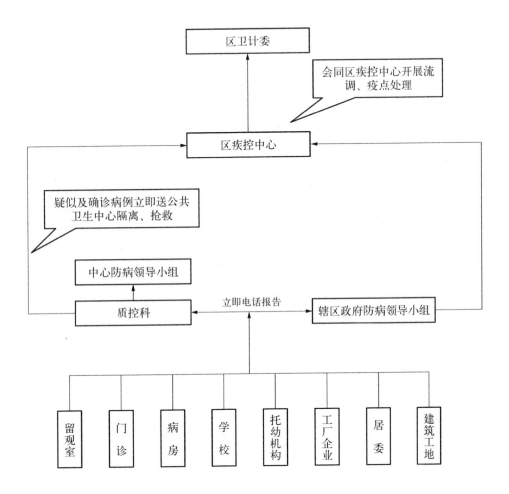

6. 鼠疫报告应急处置流程

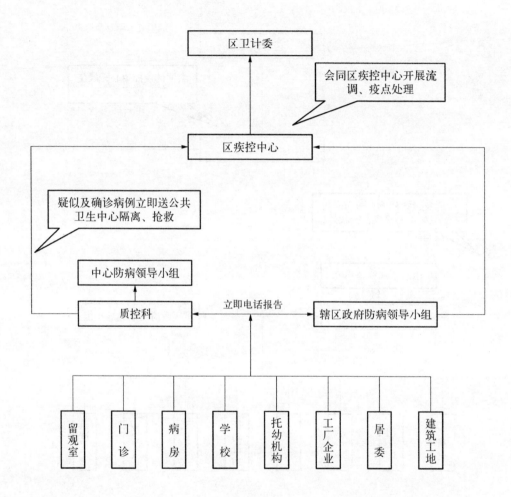

7. 急性病毒性肝炎居家病例访视流程

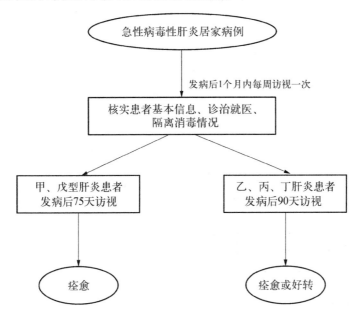

注：病情未好转的可适当延长访视时间。

8. 急性病毒性肝炎住院病例访视流程

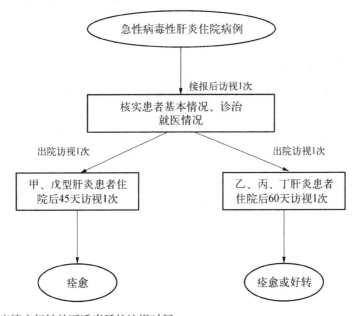

注：病情未好转的可适当延长访视时间。

9. 狂犬病疫情应急处置流程

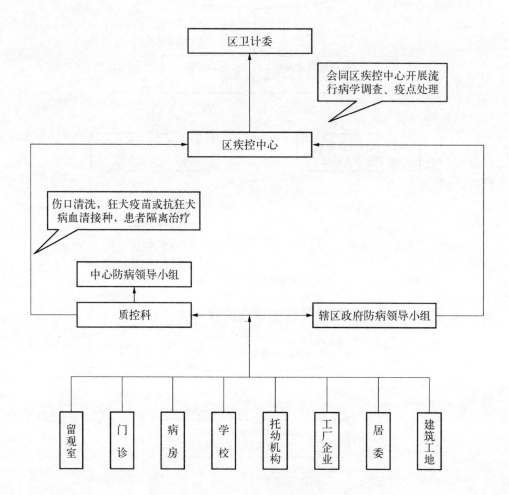

10. 流脑疫情应急处置流程

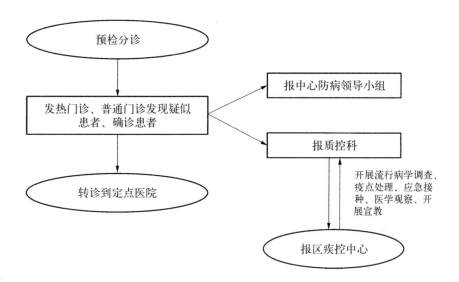

11. 乙脑疫情应急处置流程

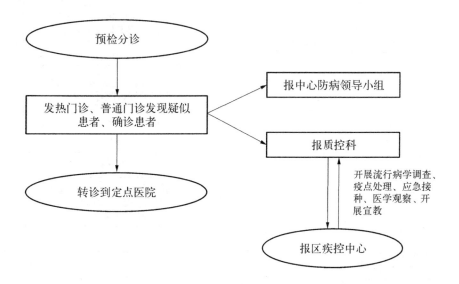

12. 疟疾疫情应急处置流程

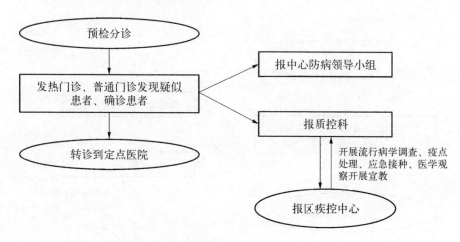

13. 寄生虫防治工作管理流程

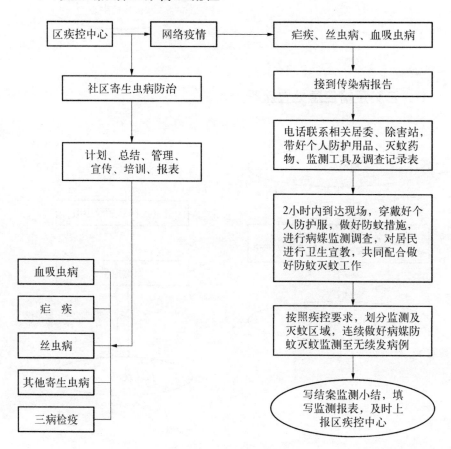

14. 肺结核患者管理流程

1）案例发现

（1）可疑症状免费筛查流程图。

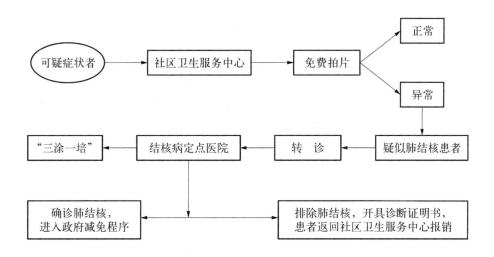

（2）密切接触者免费筛查。

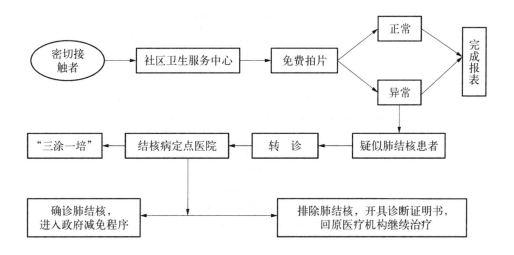

（3）学生肺结核密切接触免费筛查。

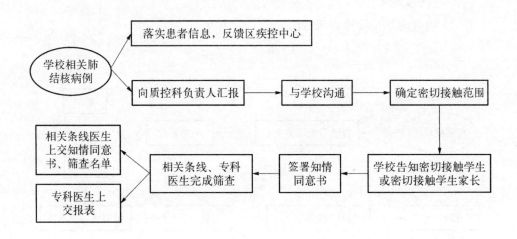

2）疑似病例追踪

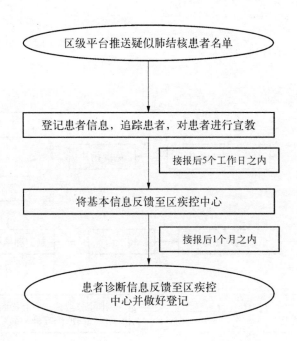

3）病例管理

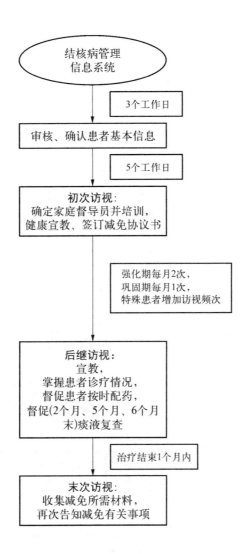

4) 督导管理方式

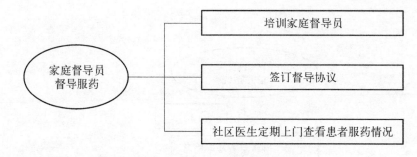

5) 耐多药患者管理

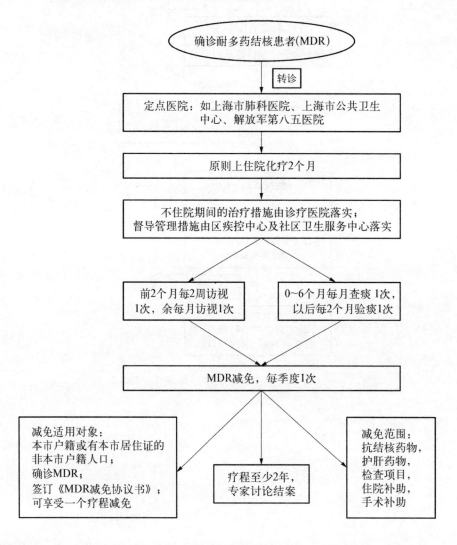

耐多药肺结核患者治疗监测项目及频率：

监测项目 ＼ 治疗月份	0	1	2	3	4	5	6	8	10	12	14	16	18	20	22	24
痰涂片	√	√	√	√	√	√	√	√	√	√	√	√	√	√	√	√
痰培养	√	√	√	√	√	√	√	√	√	√	√	√	√	√	√	√
菌型鉴定	√						√			√				√		
药敏监测	√						√							√		
肝功能	√	√	√	√	√	√	√	√	√	√	√	√	√	√	√	√
肾功能	√	√	√	√	√	√	√	√	√	√	√	√	√	√	√	√
血尿常规	√	√	√	√	√	√	√	√	√	√	√	√	√	√	√	√
电解质*	√															
胸片	√			√			√			√			√			√
胸部 CT	√						√			√			√			√
促甲状腺素*	√															
听力*	√															
视野与色视*	√															

＊ 必要时根据医嘱增加检查频次。

6）减免报销流程

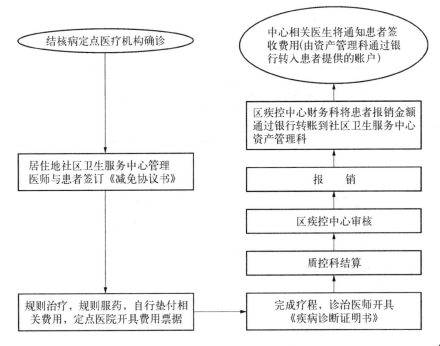

结核病定点医疗机构确诊

居住地社区卫生服务中心管理医师与患者签订《减免协议书》

规则治疗，规则服药，自行垫付相关费用，定点医院开具费用票据

完成疗程，诊治医师开具《疾病诊断证明书》

质控科结算

区疾控中心审核

报销

区疾控中心财务科将患者报销金额通过银行转账到社区卫生服务中心资产管理科

中心相关医生将通知患者签收费用（由资产管理科通过银行转入患者提供的账户）

7) 结算流程

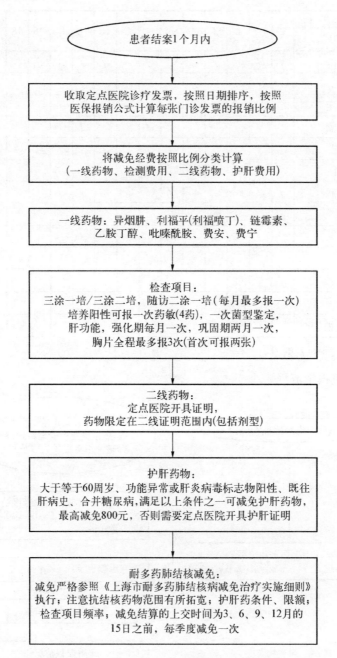

患者结案1个月内

收取定点医院诊疗发票，按照日期排序，按照
医保报销公式计算每张门诊发票的报销比例

将减免经费按照比例分类计算
(一线药物、检测费用、二线药物、护肝费用)

一线药物：异烟肼、利福平(利福喷丁)、链霉素、
乙胺丁醇、吡嗪酰胺、费安、费宁

检查项目：
三涂一培/三涂二培，随访二涂一培(每月最多报一次)
培养阳性可报一次药敏(4药)，一次菌型鉴定，
肝功能，强化期每月一次，巩固期两月一次，
胸片全程最多报3次(首次可报两张)

二线药物：
定点医院开具证明，
药物限定在二线证明范围内(包括剂型)

护肝药物：
大于等于60周岁、功能异常或肝炎病毒标志物阳性、既往
肝病史、合并糖尿病，满足以上条件之一可减免护肝药物，
最高减免800元，否则需要定点医院开具护肝证明

耐多药肺结核减免：
减免严格参照《上海市耐多药肺结核病减免治疗实施细则》
执行；注意抗结核药物范围有所拓宽，护肝药条件、限额；
检查项目频率；减免结算的上交时间为3、6、9、12月的
15日之前，每季度减免一次

参考文献：上海市疾控中心.社区医生结核病防治实用手册[C].2016.

15. 非定点医院结核病网络报告、疑似追踪流程

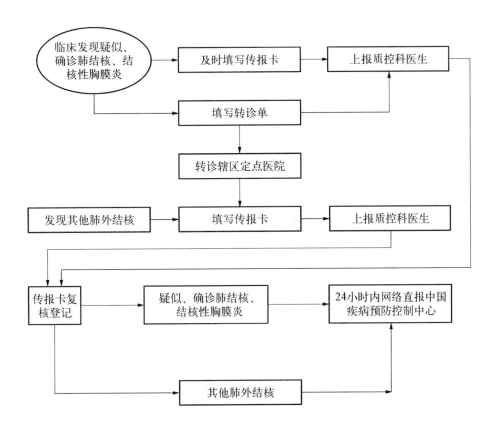

16. 艾滋病工作流程

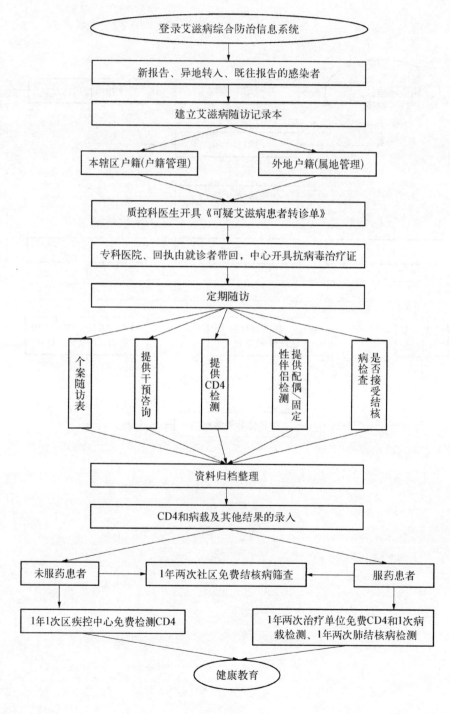

17. 社区娱乐休闲服务场所健康教育高危人群干预

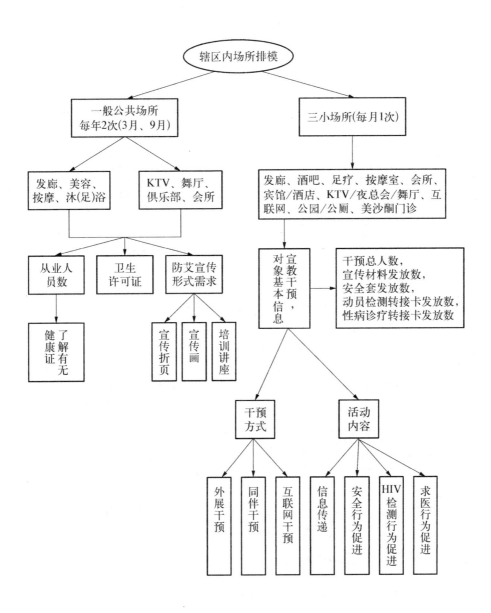

18. 国家级哨点监测

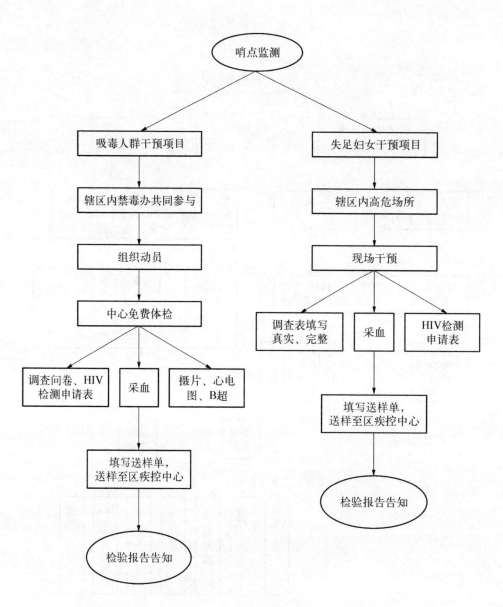

重点宣传:"6. 26"国际禁毒日和"12. 1"世界艾滋病日宣传。

19. 艾滋病自愿咨询检测门诊(VCT)流程

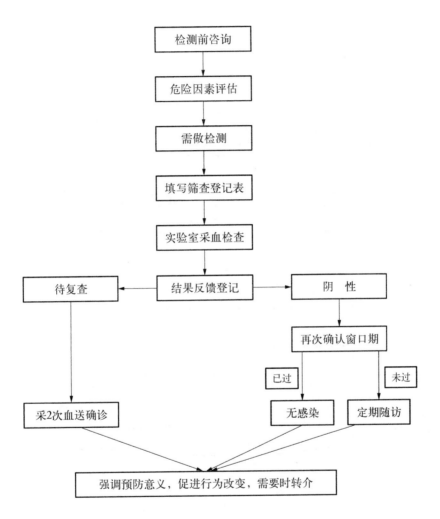

备注：参考区疾控中心提供的资料。

20. 麻风病防治工作管理流程

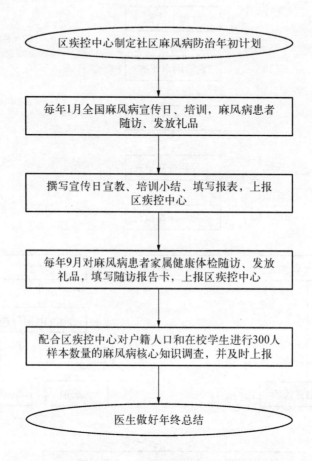

区疾控中心制定社区麻风病防治年初计划

每年1月全国麻风病宣传日、培训，麻风病患者随访、发放礼品

撰写宣传日宣教、培训小结、填写报表，上报区疾控中心

每年9月对麻风病患者家属健康体检随访、发放礼品，填写随访报告卡，上报区疾控中心

配合区疾控中心对户籍人口和在校学生进行300人样本数量的麻风病核心知识调查，并及时上报

医生做好年终总结

21. 病媒生物防治工作流程

```
( 常规工作 )          ( 国家监测点工作 )          ( 突发疫情(登革热) )
```

常规工作	国家监测点工作	突发疫情(登革热)
中心内蚊、蝇、鼠、蟑监测，布放8只毒鼠盒、5个苍蝇笼、3个灭蚊灯、食堂投放灭蟑药10处、粘鼠板2块，每周更换饵料	布雷图指数调查：5~10月的每月中旬监测1次，调查居民户25户，其他环境，如医院、公园、工地、废品收购站、学校均进行监测，当月23日前统计汇总上报	接到传染病报告
春秋季突击灭鼠工作，灭鼠前后进行鼠密度调查，抽查投药质量、防鼠设施、外环境鼠征、控制效果评价，春季灭鼠3~4月完成，秋季灭鼠9~10月完成	CO_2诱蚊灯法监测：4~11月，每旬1次，每月3次，每次16:00~2:00，监测当月的23日前完成上报	电话联系相关居委、除害站带好个人防护用品，灭蚊药物，监测工具及调查记录表
夏季进行突击式的灭蚊蝇孳生地调查，6、7月各开展一次，主要对建筑工地、居委、道路雨水井、餐饮店、超市、农贸市场、机关事业单位、车站、医院等19家单位内、外环境进行调查	勺捕法调查：6~8月，选取户外大中型水体共20处，如河流、池塘、水坑、湖泊、水渠等进行调查，且监测主要水体类型每种不少于5处，监测当月的23日上报	2小时内到达现场，进行病媒监测和调查工作，穿戴好个人防护服，做好防蚊措施，对居民进行卫生宣教，共同配合做好防蚊灭蚊工作
夏季突击灭蟑工作，灭蟑前后蟑情调查，抽查投药质量及控制效果评价，夏季灭蟑7~8月完成		按照疾控要求，划分监测及灭蚊区域，连续做好病媒防蚊灭蚊监测至无续发病例
学校蚊虫侵害调查，选择1所学校调查各类积水，记录阳性处数。成蚊监测，采用人诱叮刺法，对捕获蚊虫进行鉴定分类，监测时间为监测日下午16:30~17:00，晚上19:00~19:30		写结案监测小结、监测报表，上报区疾控中心
蚤侵害调查，针对动物染蚤和环境游离蚤进行调查，调查动物不少于50只，场所不少于10个，8月完成		

```
( 全年资料归档 )
```

22. 传染病疫源地消毒流程

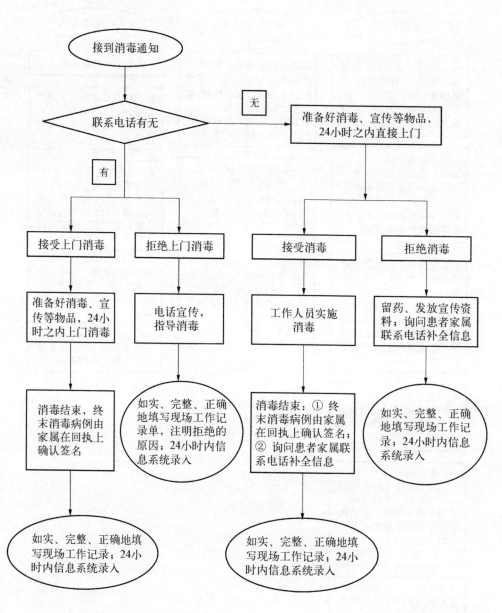

注：参考区疾控中心提供的资料。

23. 托幼机构传染病消毒指导流程

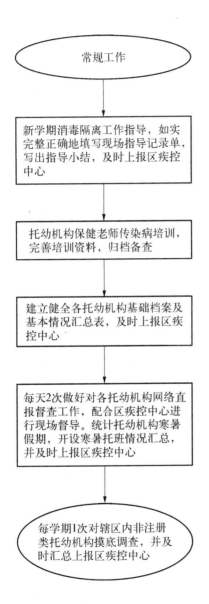

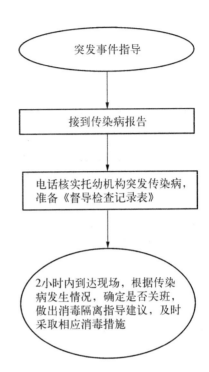

24. 社区卫生服务中心消毒监测流程

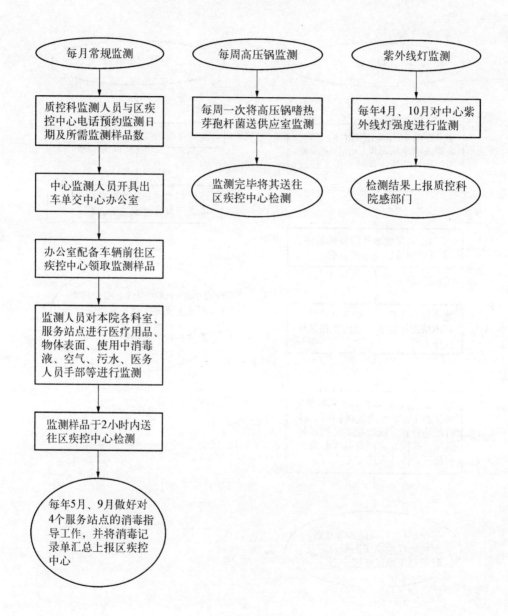

每月常规监测

质控科监测人员与区疾控中心电话预约监测日期及所需监测样品数

中心监测人员开具出车单交中心办公室

办公室配备车辆前往区疾控中心领取监测样品

监测人员对本院各科室、服务站点进行医疗用品、物体表面、使用中消毒液、空气、污水、医务人员手部等进行监测

监测样品于2小时内送往区疾控中心检测

每年5月、9月做好对4个服务站点的消毒指导工作，并将消毒记录单汇总上报区疾控中心

每周高压锅监测

每周一次将高压锅嗜热芽孢杆菌送供应室监测

监测完毕将其送往区疾控中心检测

紫外线灯监测

每年4月、10月对中心紫外线灯强度进行监测

检测结果上报质控科院感部门

25. 儿童预防接种流程

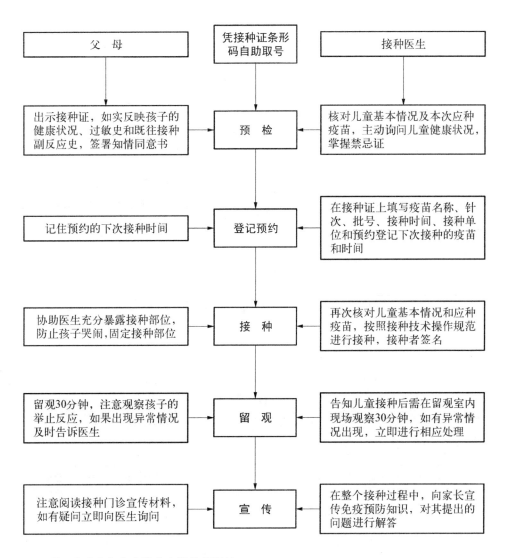

注：参考上海市疾控中心提供的资料。

26. 老年人肺炎预防接种流程

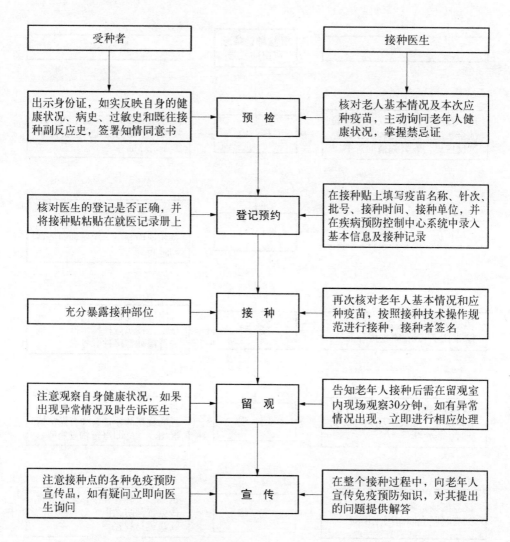

注：参考上海市疾控中心提供的资料。

27. 凭证入托入学工作流程

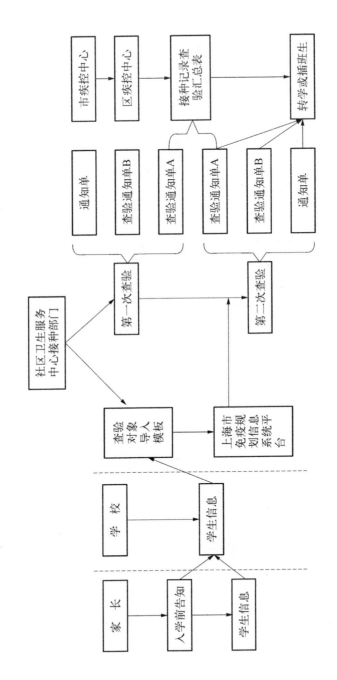

注：参考上海市疾控中心提供的资料。

28. 疑似预防接种异常反应（AEFI）监测处置流程图

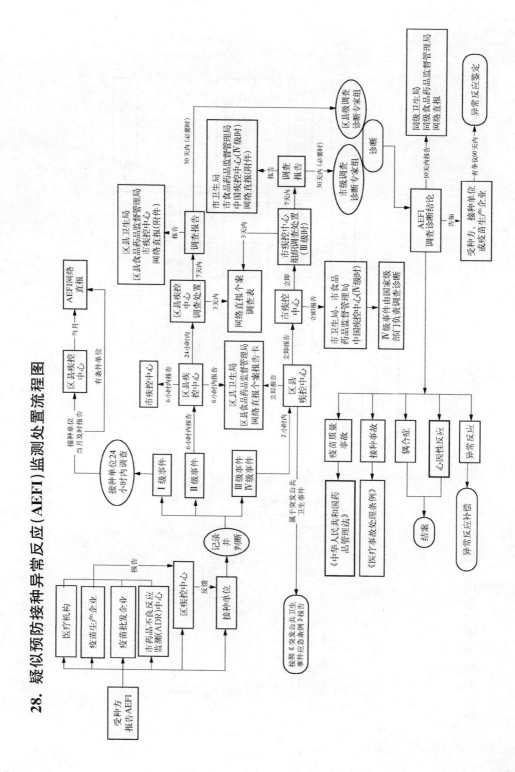

第二节 健康促进与慢性病防治

1. 高血压患者管理工作流程

1) 高血压患者筛查流程

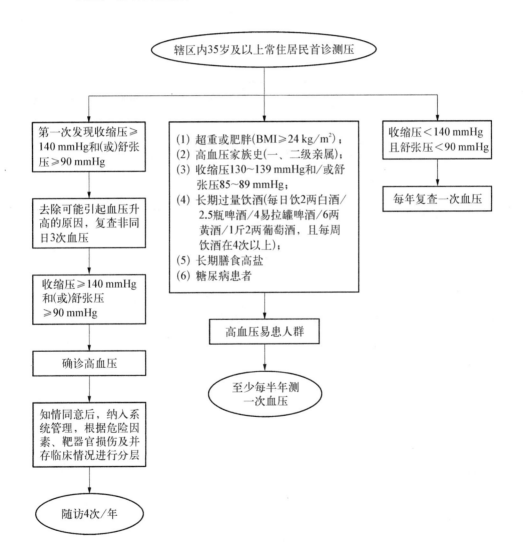

2）高血压健康宣教

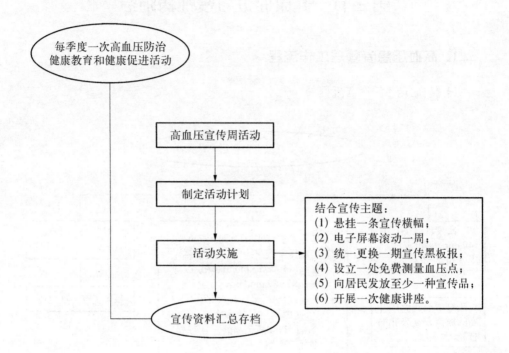

3) 高血压患者随访管理流程

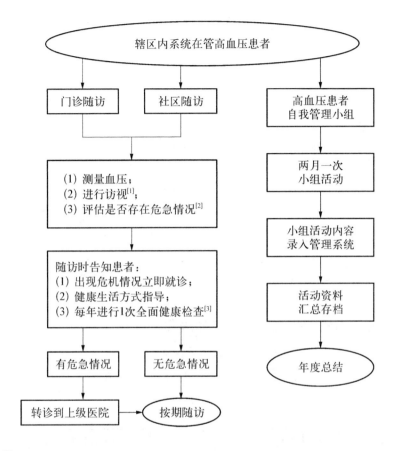

注释:

[1] 访视内容:测量体重、心率,计算体质指数(BMI);询问疾病情况和生活方式,包括心脑血管疾病、糖尿病、吸烟、饮酒、运动、摄盐情况等;了解患者服药情况。

[2] 危急情况:收缩压≥180 mmHg 和(或)舒张压≥110 mmHg;意识改变、剧烈头痛或头晕、恶心呕吐、视力模糊、眼痛、心悸、胸闷、喘憋,不能平卧及处于妊娠期或哺乳期同时血压高于正常值等。

[3] 全面健康体检:内容包括体温、脉搏、呼吸、血压、身高、体重、腰围、皮肤、浅表淋巴结、心脏、肺部、腹部等常规体格检查,并对口腔、视力、听力和运动功能等进行粗测判断。

4) 高血压管理质控

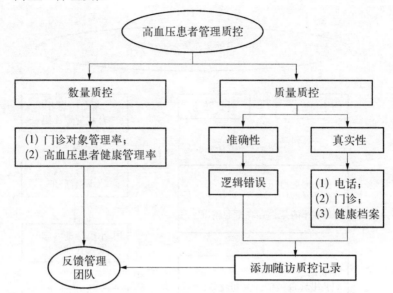

2. 心脑血管疾病患者管理工作流程

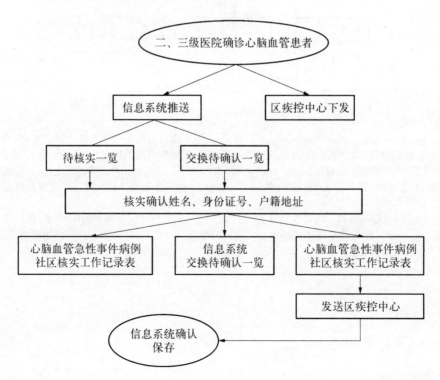

3. 糖尿病筛查工作流程

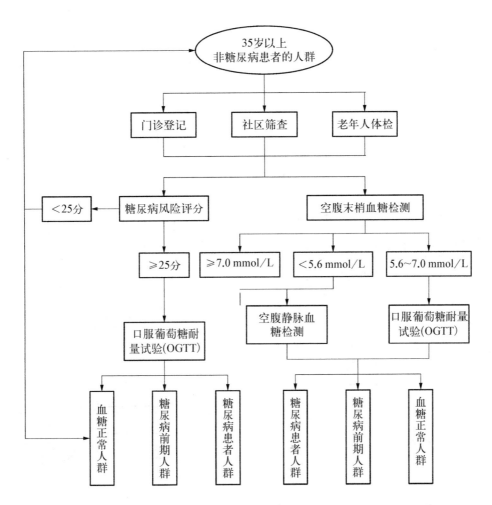

注：数据指标参考《上海市社区健康管理工作规范——慢性病综合防治》(2017 版)。糖尿病风险因素：年龄≥40 岁；有糖调节受损(IGR)(又称"糖尿病前期")史；超重(BMI≥24)或肥胖(BMI≥28)，和(或)中心型肥胖(男性腰围≥90 cm，女性腰围≥85 cm)；静坐生活方式；一级亲属中有 2 型糖尿病家族史；有巨大儿(出生体重≥4 kg)生产史，和(或)妊娠期糖尿病(GDM)史妇女；高血压(收缩压≥140 和/或舒张压≥90 mmHg)，或正在接受降压治疗；血脂异常[HDL-C≤0.91 mmol/L(≤35 mg/dL)]及 TG≥2.22 mmol/L(≥200 mg/dL)，或正在接受调脂治疗；动脉粥样硬化性心脑血管疾病患者；有一过性类固醇糖尿病病史者；多囊卵巢综合征(PCOS)患者；长期接受抗精神病药物和(或)抗抑郁症药物治疗的患者。

4. 糖尿病访视工作流程

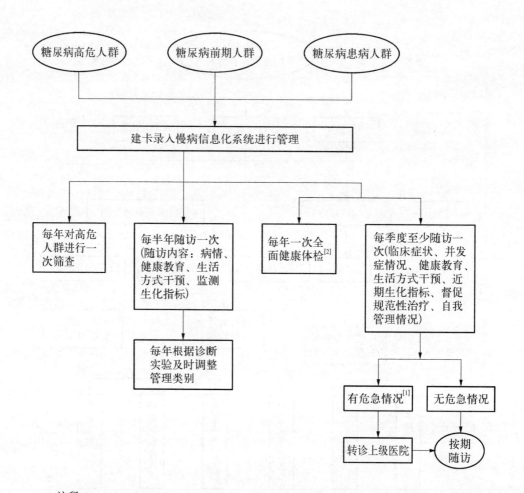

注释:

[1] 危急情况:血糖≥16.7 mmol/L 或血糖≤3.9 mmol/L;收缩压≥180 mmHg 和/或舒张压≥110 mmHg;有意识或行为改变、呼气有烂苹果样丙酮味、心悸、出汗、食欲减退、恶心、呕吐、多饮、多尿、腹痛、有深大呼吸、皮肤潮红;持续性心动过速(心率超过 100 次/分钟)等。

[2] 全面健康体检:内容包括体温、脉搏、呼吸、血压、身高、体重、腰围、皮肤、浅表淋巴结、心脏、肺部、腹部等常规体格检查,并对口腔、视力、听力和运动功能等进行粗测判断。

5. 肿瘤新发报卡管理流程

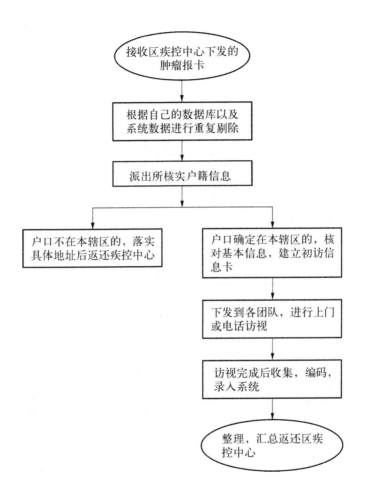

6. 肿瘤卡随访工作管理流程

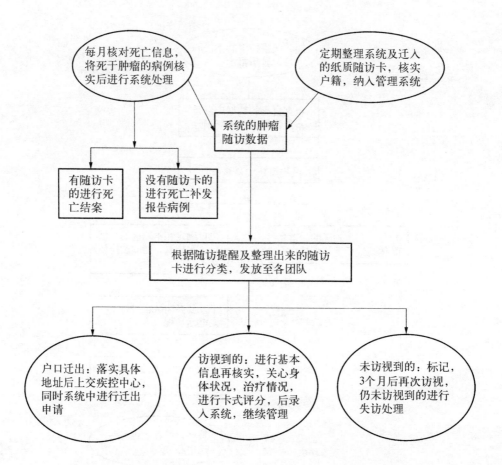

每月核对死亡信息，将死于肿瘤的病例核实后进行系统处理

定期整理系统及迁入的纸质随访卡，核实户籍，纳入管理系统

系统的肿瘤随访数据

有随访卡的进行死亡结案

没有随访卡的进行死亡补发报告病例

根据随访提醒及整理出来的随访卡进行分类，发放至各团队

户口迁出：落实具体地址后上交疾控中心，同时系统中进行迁出申请

访视到的：进行基本信息再核实，关心身体状况，治疗情况，进行卡式评分，后录入系统，继续管理

未访视到的：标记，3个月后再次访视，仍未访视到的进行失访处理

7. 严重精神障碍患者治疗管理工作流程

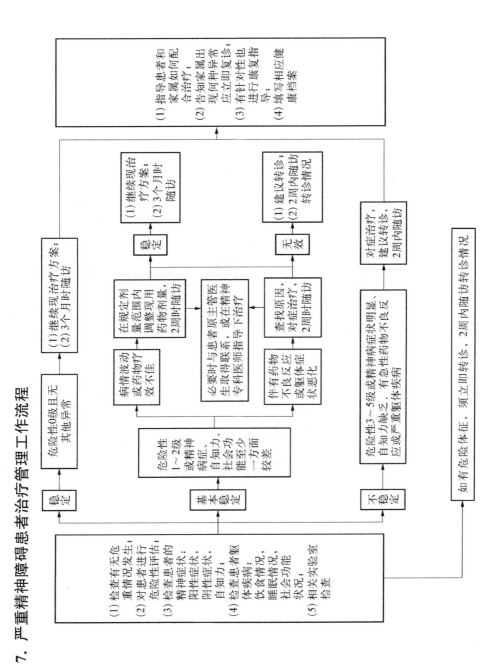

8. 重性精神疾病管理工作流程图

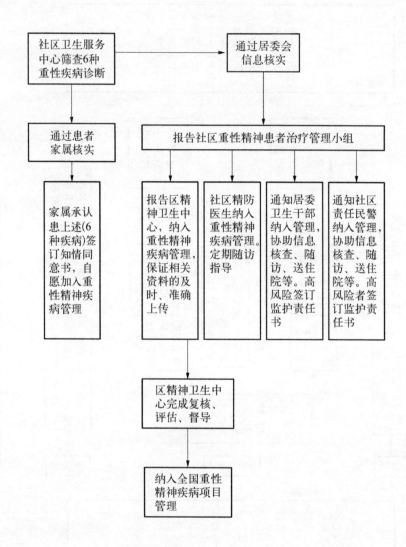

9. 重性精神疾病患者应急处置流程图

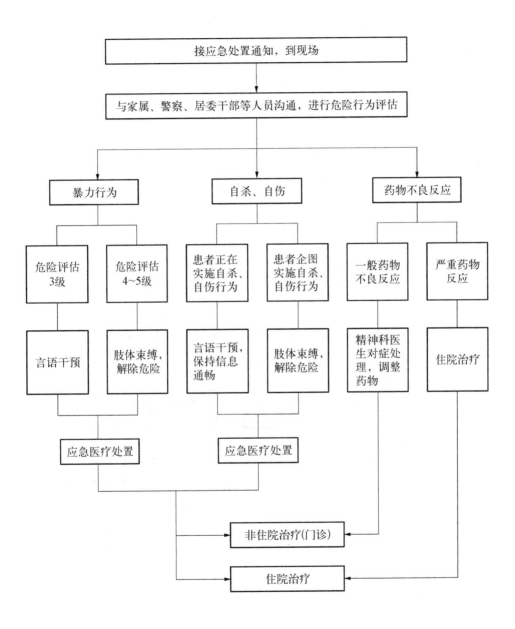

10. 社区内疑似精神疾病患者线索调查流程图

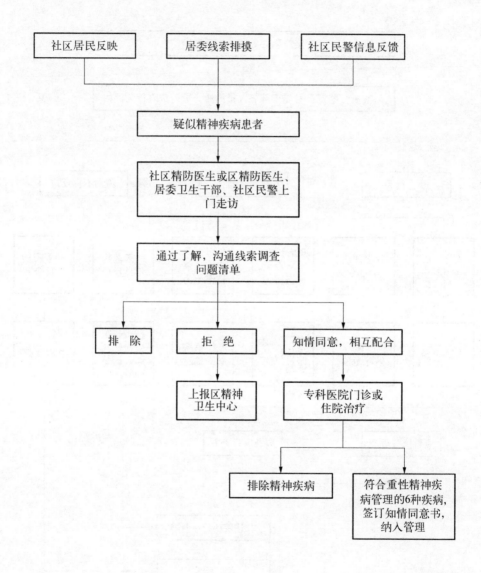

11. 社区患者滋事演练处理流程图

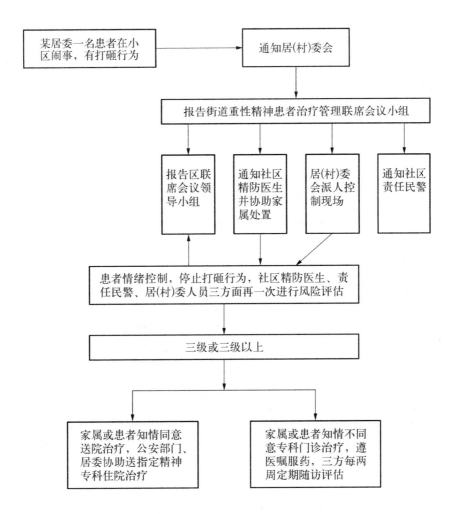

12. 精神疾病双向转诊流程图

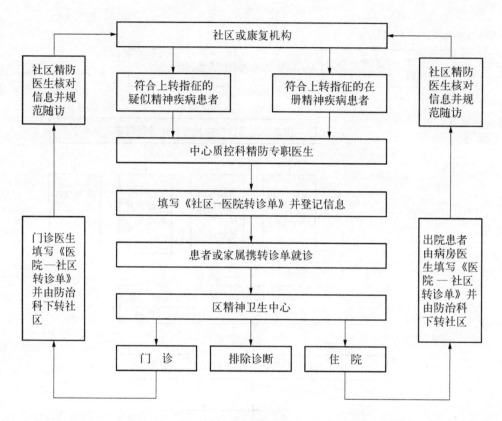

风险等级评定

风 险 等 级	评 定 方 法	紧急情况时快速评定
0级：无符合以下1~5级中的任何行为	安安稳稳、太太平平	
1级：口头威胁，喊叫，但没有打砸行为	君子动口不动手——口头	三个问题： (1) 动手了没? (2) 打人了没? (3) 手里操家伙没?
2级：打砸行为，局限在家里，针对财物。能被劝说制止	动手,对物不对人,局限在家,劝说能听	
3级：明显打砸行为，不分场合，针对财物。不能接受劝说，也不停止	动手,对物不对人,不分场合,劝说不听	

续　表

风　险　等　级	评　定　方　法	紧急情况时快速评定
4级：持续打砸行为，不分场合，针对财物或人，不能接受劝说，也不停止	动手，对物又对人（持续），不分场合，劝说不听	三个问题： （1）动手了没？ （2）打人了没？ （3）手里操家伙没？
5级：持管制性危险武器的针对人的任何暴力行为，或者纵火、爆炸等行为。无论在家里还是公共场合	操家伙了	

13. 生命统计工作管理流程

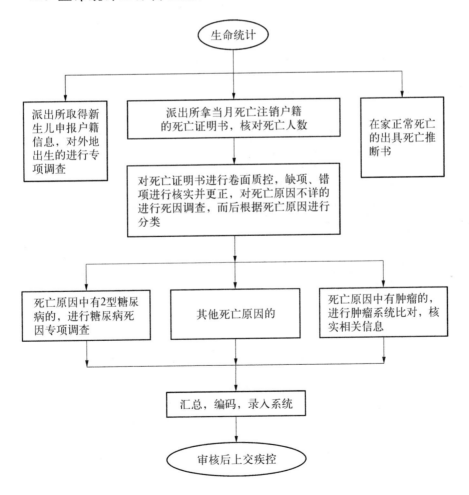

14. 伤害工作流程

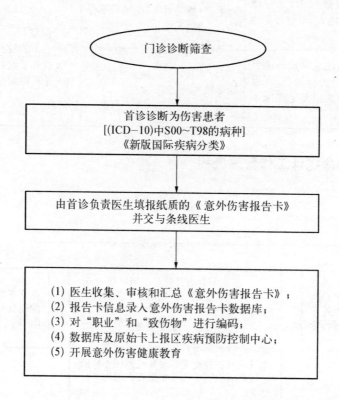

门诊诊断筛查

首诊诊断为伤害患者
[(ICD−10)中S00~T98的病种]
《新版国际疾病分类》

由首诊负责医生填报纸质的《意外伤害报告卡》
并交与条线医生

(1) 医生收集、审核和汇总《意外伤害报告卡》;
(2) 报告卡信息录入意外伤害报告卡数据库;
(3) 对"职业"和"致伤物"进行编码;
(4) 数据库及原始卡上报区疾病预防控制中心;
(5) 开展意外伤害健康教育

15. 大肠癌筛查工作流程

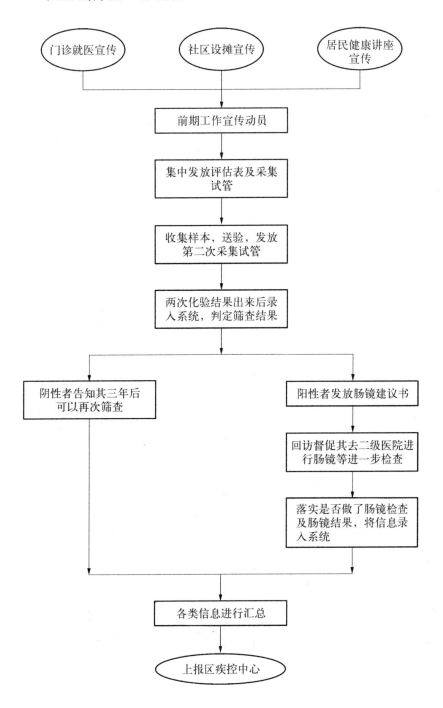

16. 学校卫生工作流程

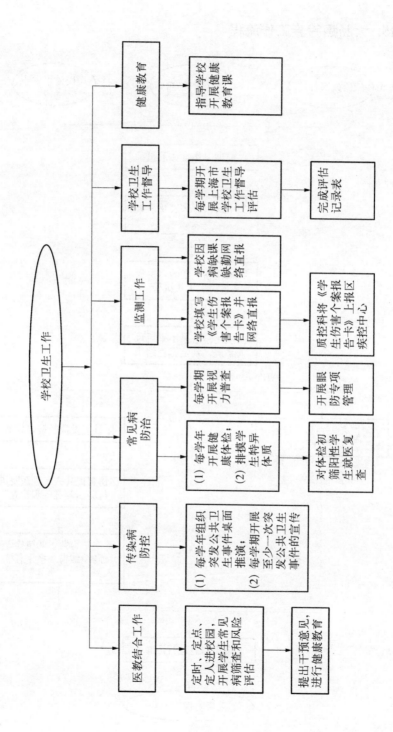

学校卫生工作

医教结合工作
定时、定点、定人进校园，开展学生常见病筛查和风险评估
提出干预意见，进行健康教育

传染病防控
(1) 每学年组织公共卫生突发公共卫生事件桌面推演；
(2) 每学期开展至少一次突发公共卫生事件的宣传

常见病防治
(1) 每学年开展健康体检；
(2) 排摸学生性异体质
每学期开展视力普查
对体检初筛阳性学生就医复查
开展眼防专项管理

监测工作
学校填写《学生伤害个案报告卡》并网络直报
学校园病缺勤课、缺勤网络直报
质控科将《学生伤害个案报告卡》上报区疾控中心

学校卫生工作督导
每学期开展上海市学校卫生工作督导评估
完成评估记录表

健康教育
指导学校开展健康教育课

17. 学校口腔卫生工作流程

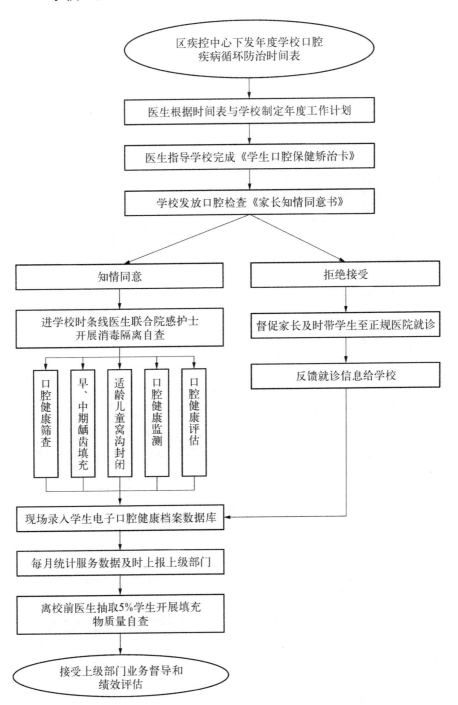

18. 眼病防治工作流程

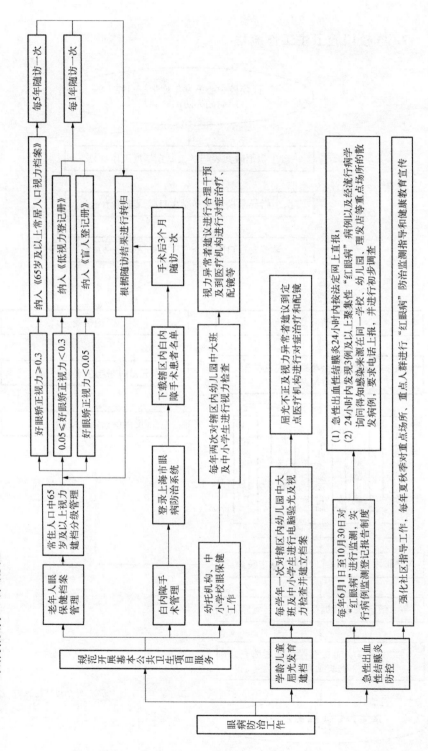

19. 健康教育工作流程

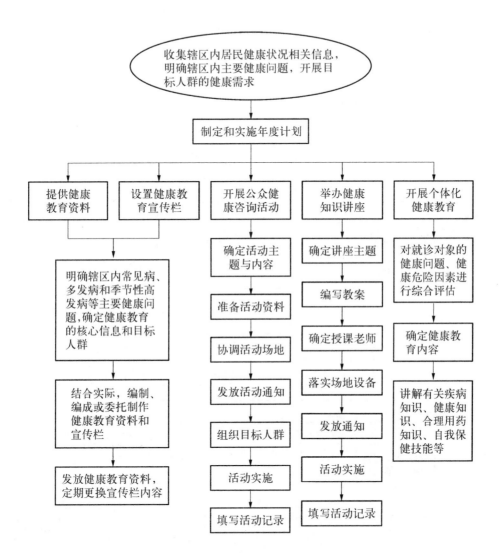

注：参考《国家基本公共卫生服务技术规范》。

第三节 公共卫生管理

1. 妇女保健管理工作流程

1）建立《孕产妇保健手册》流程

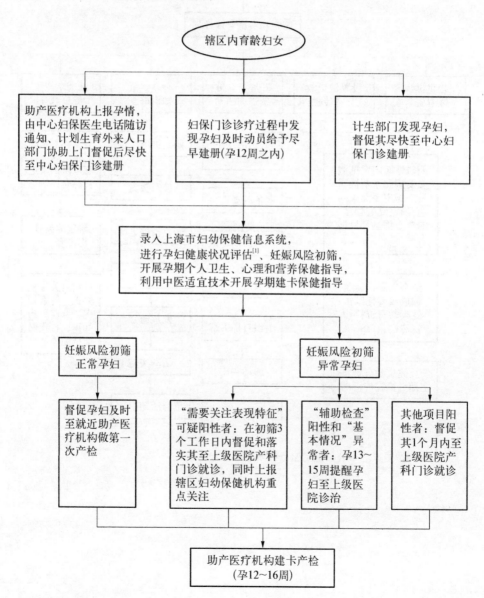

```
                    ╭──────────────────╮
                    │   辖区内育龄妇女   │
                    ╰──────────────────╯
```

| 助产医疗机构上报孕情，由中心妇保医生电话随访通知、计划生育外来人口部门协助上门督促后尽快至中心妇保门诊建册 | 妇保门诊诊疗过程中发现孕妇及时动员给予尽早建册(孕12周之内) | 计生部门发现孕妇，督促其尽快至中心妇保门诊建册 |

录入上海市妇幼保健信息系统，
进行孕妇健康状况评估[1]、妊娠风险初筛，
开展孕期个人卫生、心理和营养保健指导，
利用中医适宜技术开展孕期建卡保健指导

| 妊娠风险初筛正常孕妇 | 妊娠风险初筛异常孕妇 |

| 督促孕妇及时至就近助产医疗机构做第一次产检 | "需要关注表现特征"可疑阳性者：在初筛3个工作日内督促和落实其至上级医院产科门诊就诊，同时上报辖区妇幼保健机构重点关注 | "辅助检查"阳性和"基本情况"异常者：孕13～15周提醒孕妇至上级医院诊治 | 其他项目阳性者：督促其1个月内至上级医院产科门诊就诊 |

助产医疗机构建卡产检
(孕12～16周)

2）孕产妇随访流程

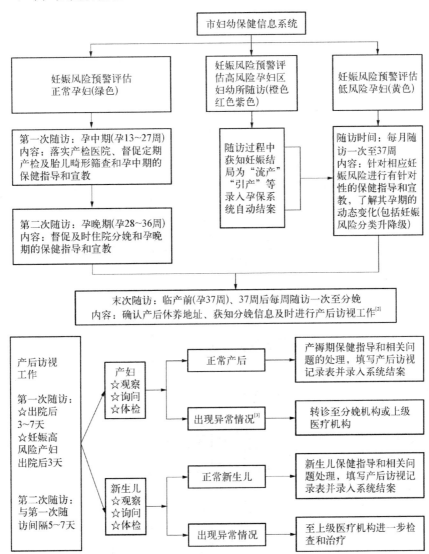

注释：

[1] 孕妇健康状况评估：确定孕周、询问病史、体格检查、妇科检查和辅助检查（血常规、尿常规、阴道分泌物、梅毒血清学试验、HIV 抗体检测）。

[2] 产后访视工作：

人员：访视医生和居委计生干部联合上门随访。

内容：对产妇从出院后到产后 42 天进行的产褥期健康管理和新生儿护理保健指导，告知新生儿出生后 28 天的预防接种和儿童保健体检相关事宜。

目的：促进产妇顺利康复，母乳喂养成功和新生儿健康成长。

[3] 产后访视产妇出现异常情况：内容包括产后感染、产后出血、子宫复旧不佳、乳腺炎、产后抑郁等心理问题及妊娠期未恢复疾病。

2. 儿童保健工作流程

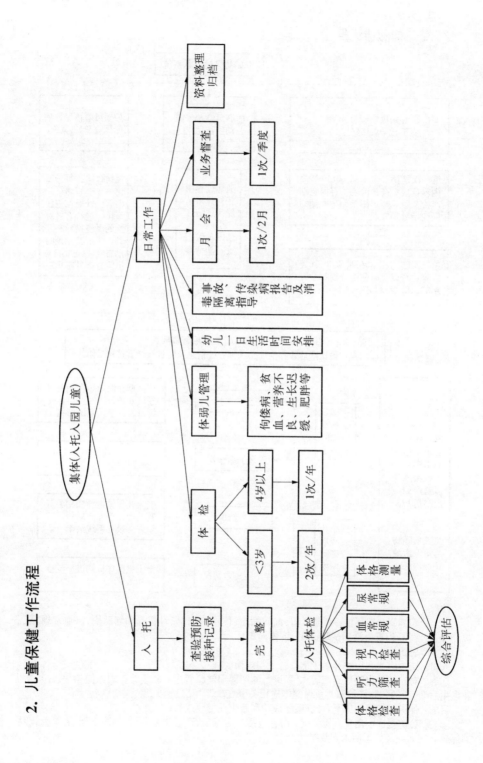

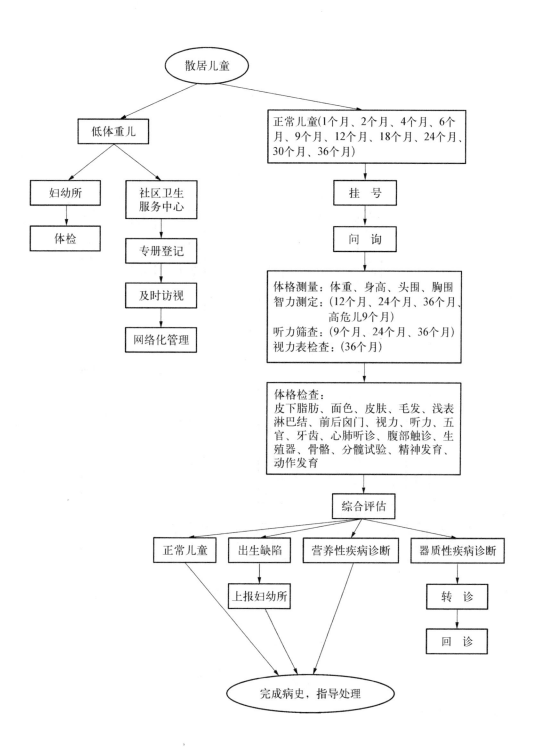

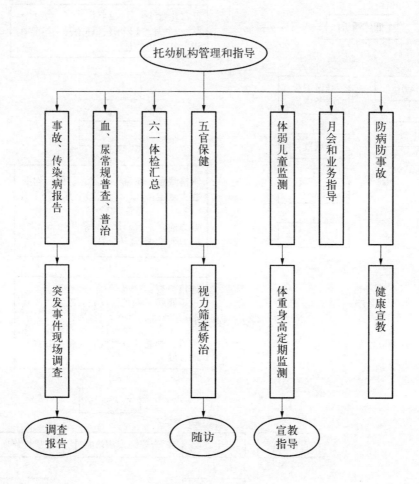

3. 职业卫生工作流程

1) 职业卫生咨询指导

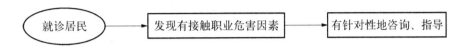

2) 重点职业病患者管理

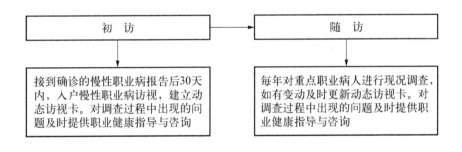

3) 企业职业病档案管理

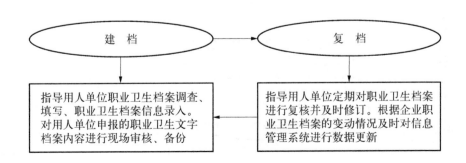

4. 住宅物业小区生活饮用水二次供水卫生监督协管服务流程

```
┌──────────────────┐
│ 卫生监督协管服务机构 │（椭圆）
└──────────────────┘
          ↓
┌──────────────────┐
│ 确定辖区住宅小区生活 │
│ 饮用水二次供水卫生协 │
│ 管服务对象          │
└──────────────────┘
          ↓
┌──────────┐
│ 制定协管服务 │
│ 计划        │
└──────────┘
     ↓
┌────────────┬────────────┬────────────┬────────────┐
│ 开展现场巡查  │ 开展宣传教育 │ 协助专业机构， │ 其他卫生监督  │
│ 指导，做好记录 │            │ 培训相关人员  │ 协管工作     │
└────────────┴────────────┴────────────┴────────────┘
     ↓                          ↓
┌──────────────┐        ┌──────────────┐
│ 安全隐患、违法行为 │        │ 信息收集并按规定 │
│ 立即上报        │        │ 上报          │
└──────────────┘        └──────────────┘
              ↓        ↓
          ┌──────────────┐
          │ 卫生监督机构    │
          └──────────────┘
                  ↓
          ┌──────────────┐
          │ 卫生行政部门    │
          └──────────────┘

培训指导
考核评估（椭圆）
```

5. 现制现售水、自动售水机卫生监督协管服务流程

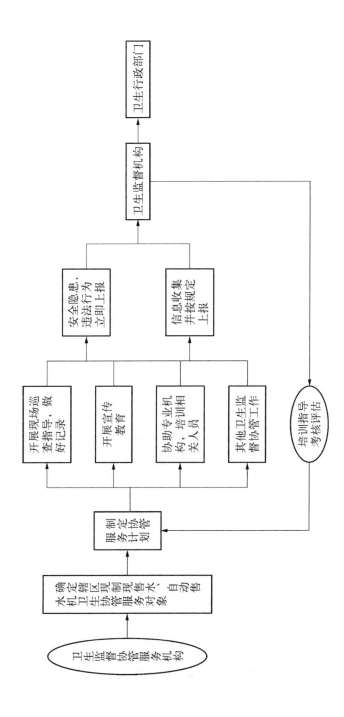

6. 学校、托幼机构卫生监督协管服务流程

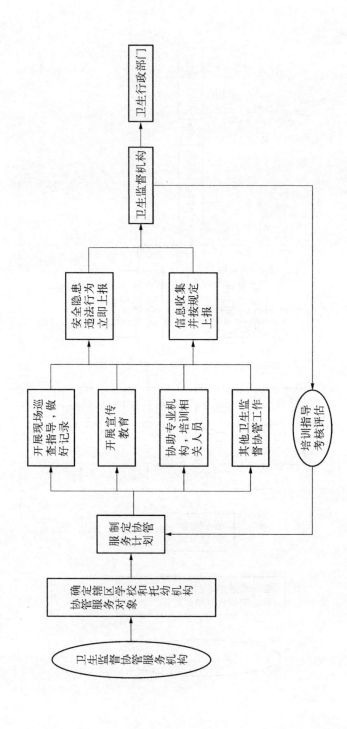

7. 打击非法行医、非法采供血卫生监督协管服务流程

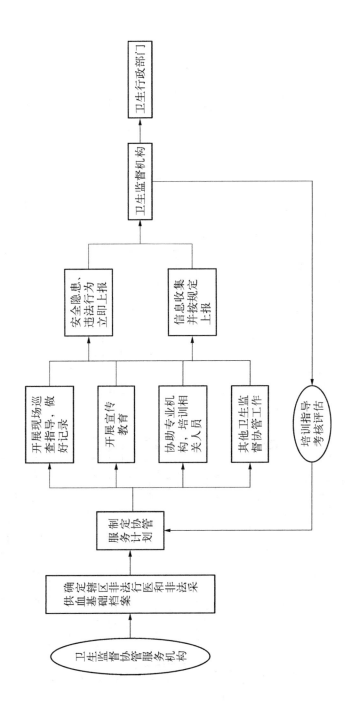

8. 环境卫生工作流程

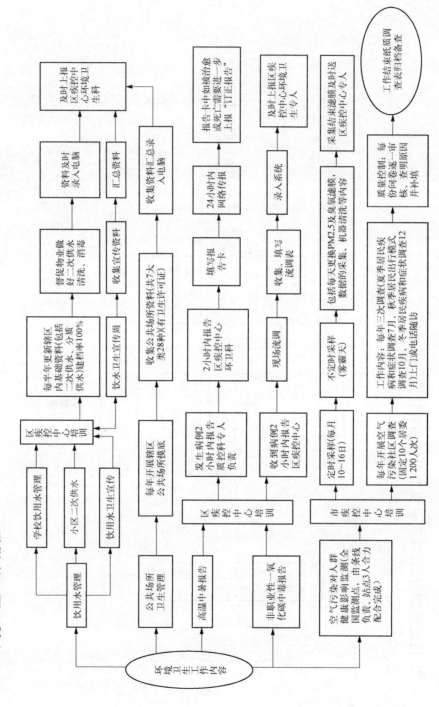

9. 营养卫生工作流程

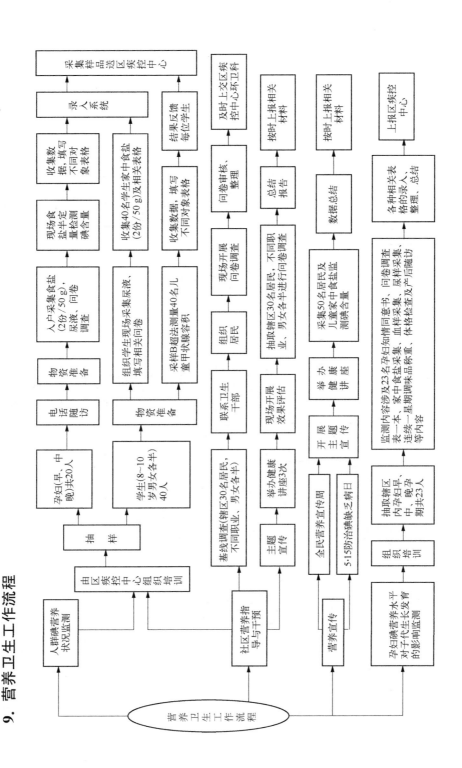

10. 食品卫生与食源性疾病防治工作流程

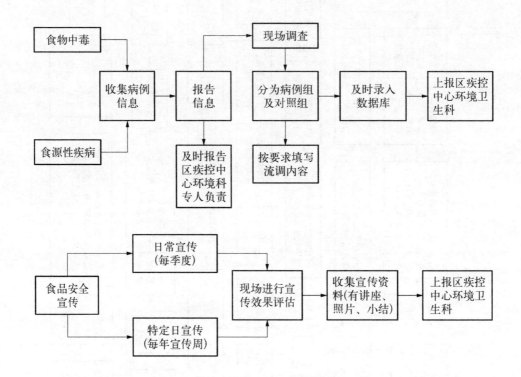

11. 计生卫生联合开展妇幼保健工作流程

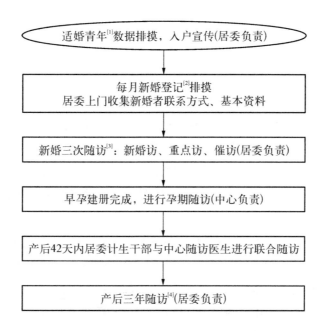

注释:

[1] 适婚青年:女性20~35周岁,男性22~35周岁。每年10月排摸一次,入户宣传一次,登记基本信息,宣传免费婚检的重要性。

[2] 登记新婚对象基本信息,宣传免费孕前优生健康检查,每月12日前居委上报计生办。

[3] 新婚三次随访:新婚访——已婚姻登记;重点访——已举办婚礼仪式;催访——已怀孕未及时建册。

[4] 第一年:

a 采集信息,建立(完善)家庭计划指导服务档案;

b 开展产褥期保健、避孕节育指导、避免非意愿妊娠、婴儿喂养指导、计生政策宣传等知识讲座及技能培训;

c 发放《宝山区OK宝贝03科学育儿指导记录卡》,告知相关服务等;

d 按需提供免费避孕药具,做好药具分级随访服务。

第二、第三年:

a 完善家庭计划指导服务档案;

b 开展0~3岁摸底、避孕节育指导、优生优育指导、生育政策宣传等,发放有关宣教资料等;

c 提供各类优生优育、生殖健康等知识讲座及技能培训;

d 按需提供免费避孕药具,做好药具分级随访服务。

第四章 行政总务管理流程

综合办公室作为社区卫生服务中心重要的一个职能部门,担负着整个中心行政管理、人力资源、后勤保障及信息化建设等事务工作,内容繁杂琐碎。本书以流程图的形式对行政总务后勤等的组织机构、规章制度、管理规范、服务流程各项工作进行了梳理,使各项工作更简洁明了、易于操作,为有序开展各项工作提供了基础。

本章汇集了61个工作流程图,比较直观地对各职能科室之间的职责进行了细化和分解,对行政总务管理流程进行了梳理、分析和完善,达到对管理流程不断优化的目的,减少了行政事务处理成本,提高了各职能科室工作处理效率和行政执行力,进而提升了中心决策反应能力,是中心行政总务流程管理的标准和规范,是确保中心内部安全的关键,是保障中心医疗卫生工作顺利开展的前提,也是提升中心内外部形象的关键。

第一节 行政管理流程

1. 年度工作计划、总结编发流程(图见下页)

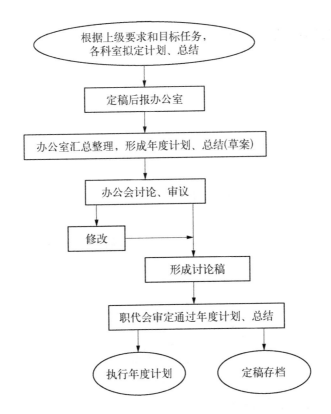

2. 办公会会议流程

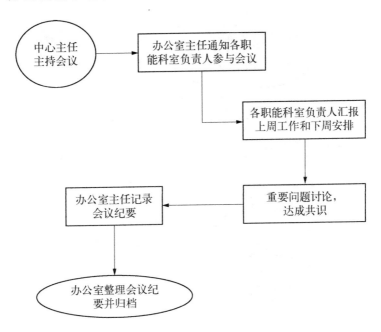

3. 行政查房工作流程

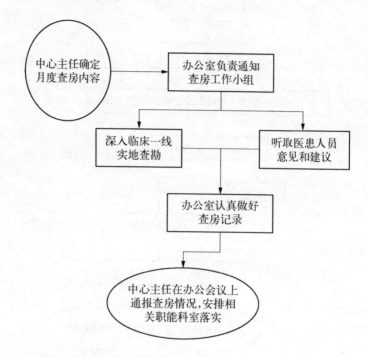

中心主任确定月度查房内容 → 办公室负责通知查房工作小组 → 深入临床一线实地查勘 / 听取医患人员意见和建议 → 办公室认真做好查房记录 → 中心主任在办公会议上通报查房情况,安排相关职能科室落实

4. 大事记工作流程

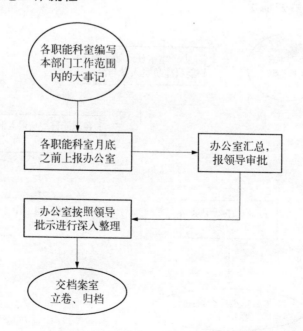

各职能科室编写本部门工作范围内的大事记 → 各职能科室月底之前上报办公室 → 办公室汇总,报领导审批 → 办公室按照领导批示进行深入整理 → 交档案室立卷、归档

5. 总值班工作流程

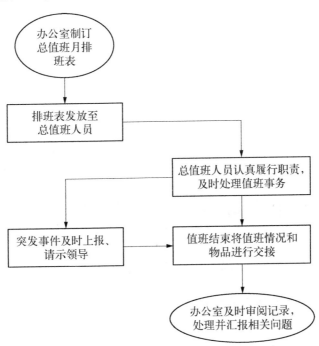

6. 文件接收流程

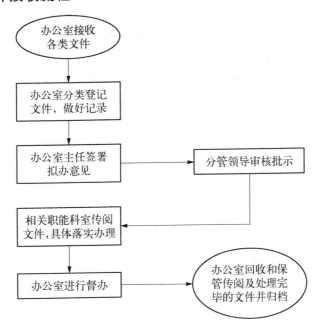

7. 文件发放流程

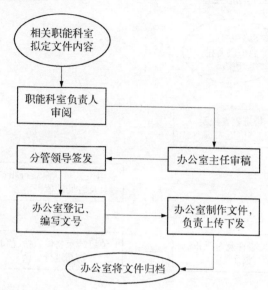

8. 文书档案管理工作流程

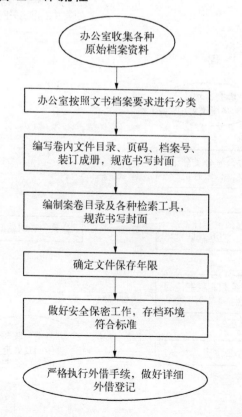

9. 公务用车管理流程

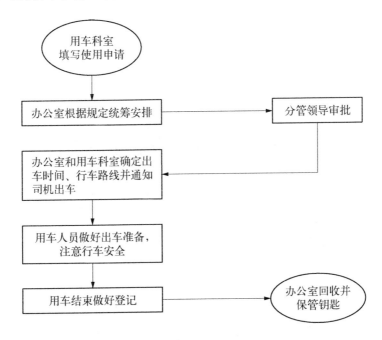

10. 院报院刊编辑发行流程

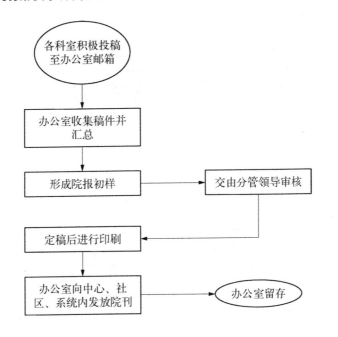

11. 新闻宣传流程

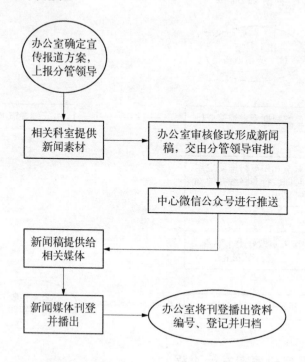

12. 标识标牌管理流程

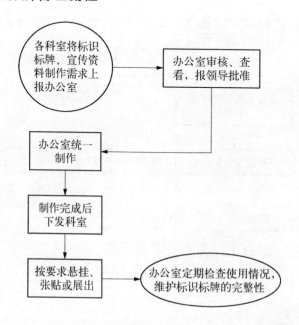

13. 公章使用流程

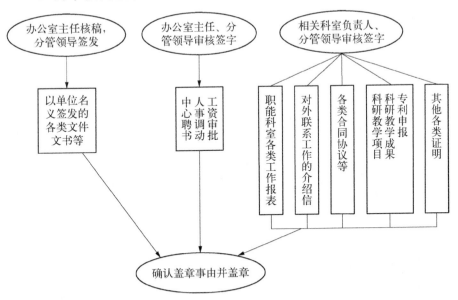

14. 文件复印管理流程

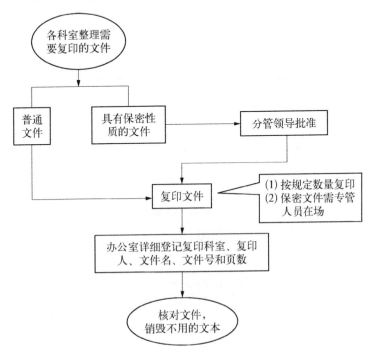

15. 合同管理流程

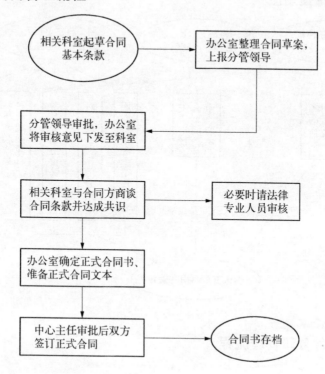

16. 信访管理流程

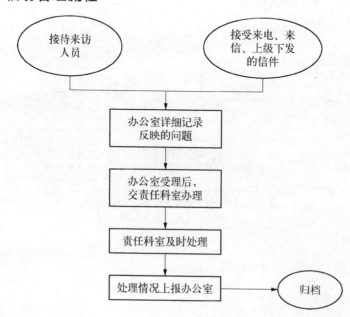

17. 通信录管理流程

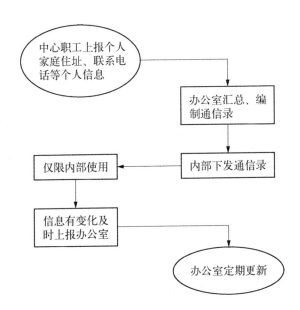

18. 微信公众号管理流程

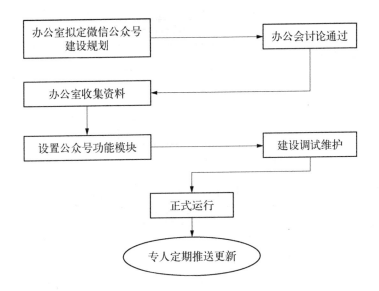

19. 统计报表工作流程图

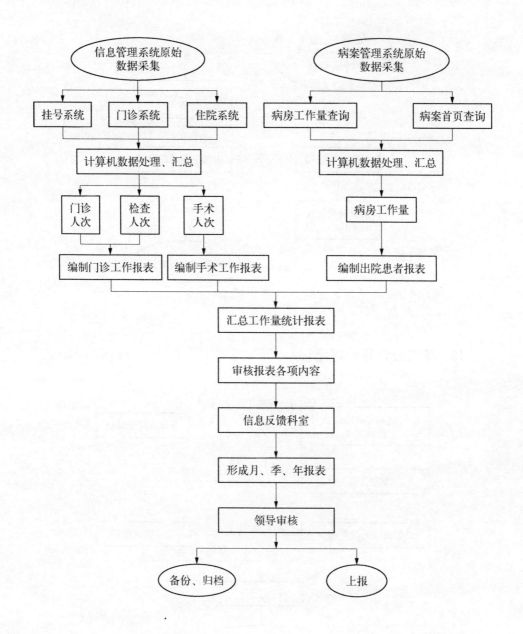

第二节　人力资源管理流程

1. 科室用人申请流程

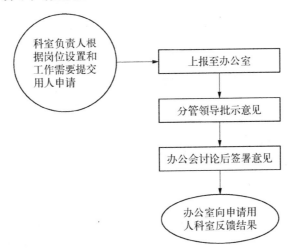

2. 职工招聘工作流程

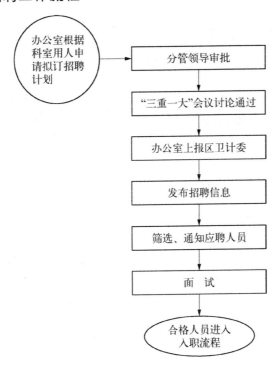

3. 职工离职流程

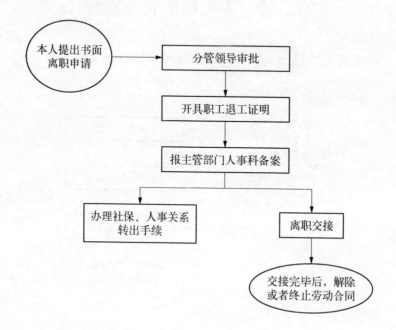

本人提出书面离职申请 → 分管领导审批

开具职工退工证明

报主管部门人事科备案

办理社保、人事关系转出手续　　　　离职交接

交接完毕后，解除或者终止劳动合同

4. 职工探亲、休假流程

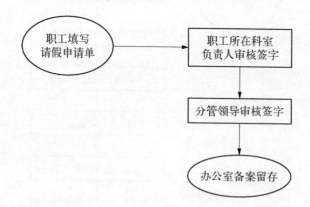

职工填写请假申请单 → 职工所在科室负责人审核签字

分管领导审核签字

办公室备案留存

5. 管理干部聘任工作流程

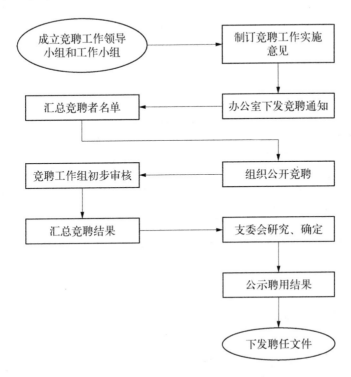

6. 新职工岗前培训流程

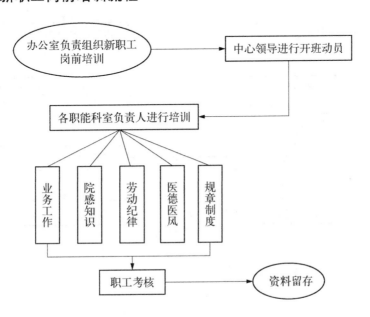

7. 劳动合同签订流程

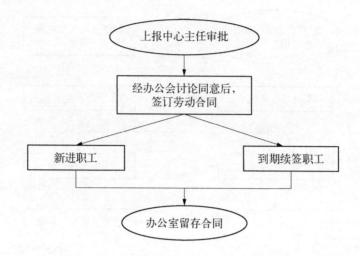

8. 年度考核流程

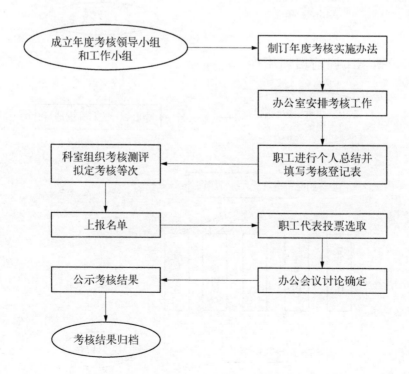

9. 人事档案管理流程

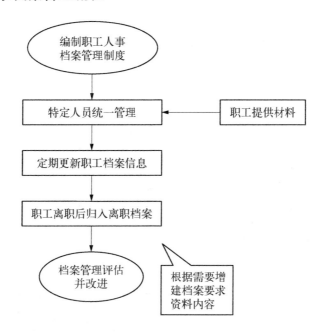

10. 专业技术职务聘任工作流程

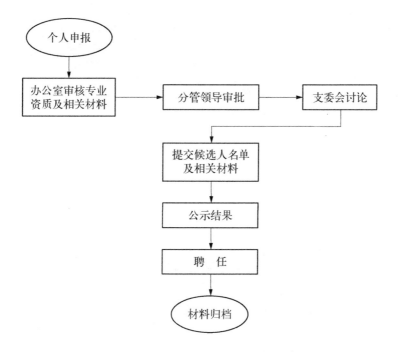

11. 职工基本信息管理流程

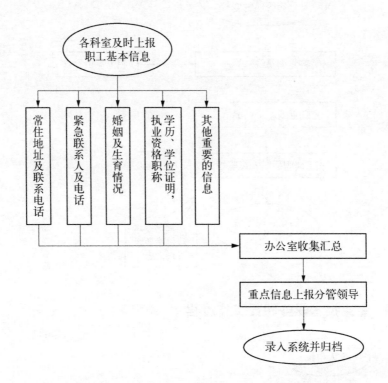

第三节　财务管理流程

1. 门诊挂号收费工作流程

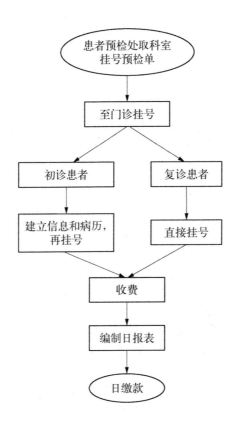

2. 财务安全管理流程

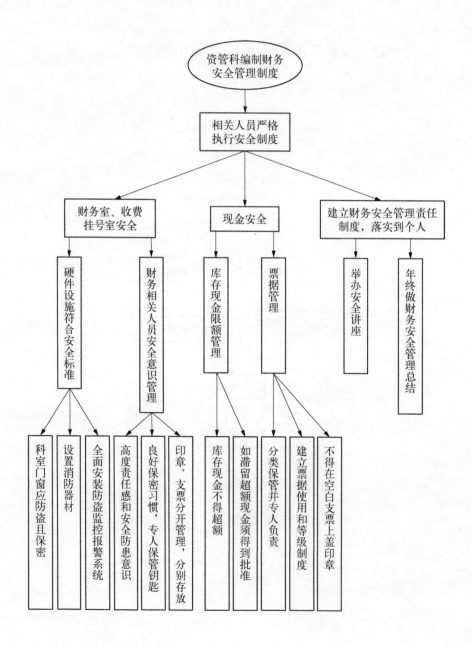

3. 公务报销工作流程

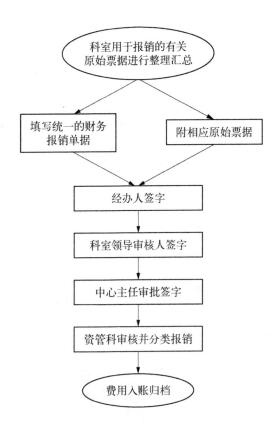

4. 会计报表编制流程

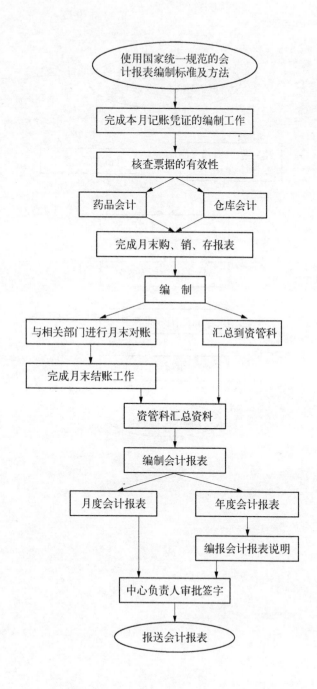

使用国家统一规范的会计报表编制标准及方法

↓

完成本月记账凭证的编制工作

↓

核查票据的有效性

药品会计　　仓库会计

↓

完成月末购、销、存报表

↓

编　制

与相关部门进行月末对账　　　汇总到资管科

↓

完成月末结账工作

↓

资管科汇总资料

↓

编制会计报表

月度会计报表　　　年度会计报表

↓

编报会计报表说明

↓

中心负责人审批签字

↓

报送会计报表

5. 货币资金清查流程

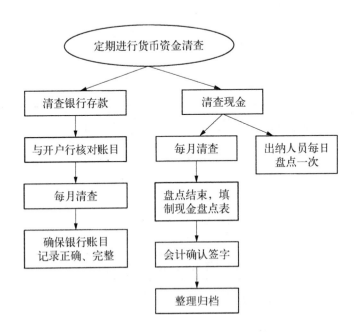

6. 固定资产清查流程

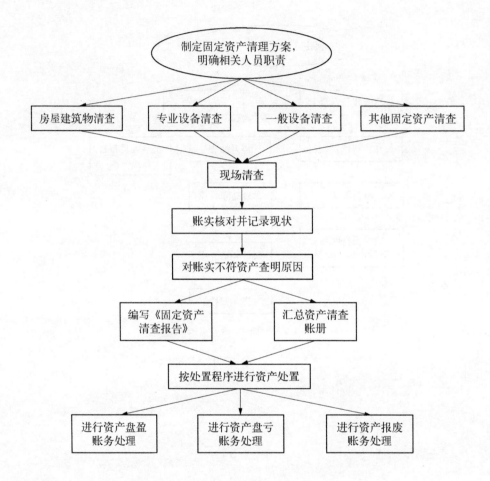

7. 药品、库存材料清查流程

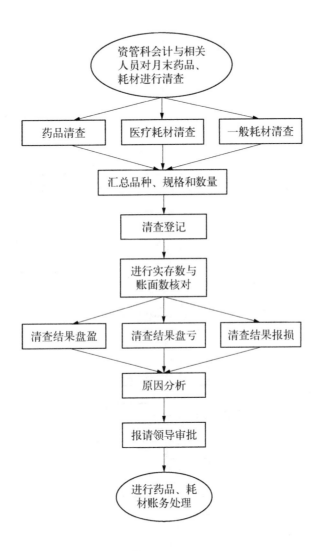

8. 固定资产报废、处置流程

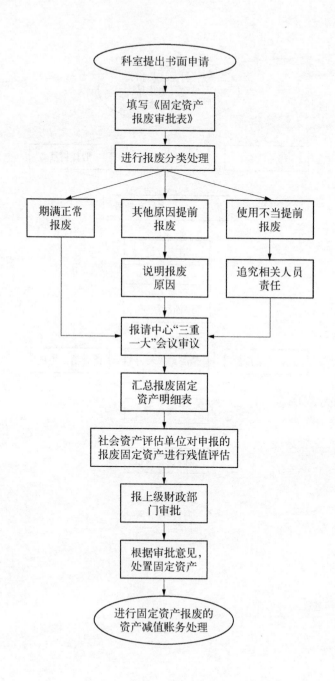

9. 票据管理流程

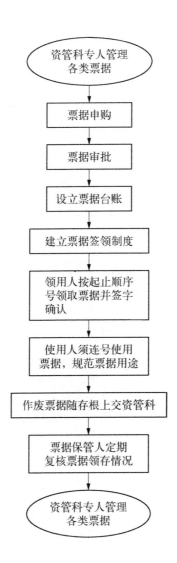

10. 预算编制流程

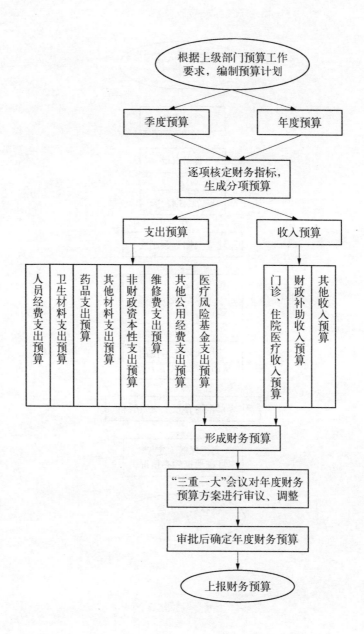

11. 个人借款流程

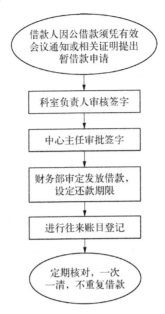

12. 办理住院手续工作流程

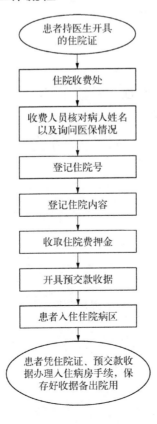

13. 住院结算管理流程

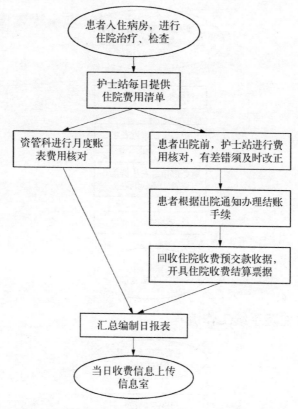

患者入住病房，进行住院治疗、检查

护士站每日提供住院费用清单

资管科进行月度账表费用核对

患者出院前，护士站进行费用核对，有差错须及时改正

患者根据出院通知办理结账手续

回收住院收费预交款收据，开具住院收费结算票据

汇总编制日报表

当日收费信息上传信息室

14. 债权、债务清查流程

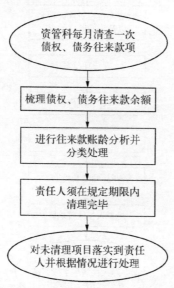

资管科每月清查一次债权、债务往来款项

梳理债权、债务往来款余额

进行往来款账龄分析并分类处理

责任人须在规定期限内清理完毕

对未清理项目落实到责任人并根据情况进行处理

15. 固定资产购置流程

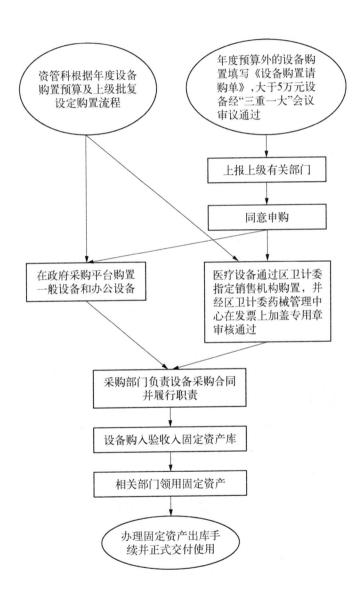

资管科根据年度设备购置预算及上级批复设定购置流程

年度预算外的设备购置填写《设备购置请购单》，大于5万元设备经"三重一大"会议审议通过

上报上级有关部门

同意申购

在政府采购平台购置一般设备和办公设备

医疗设备通过区卫计委指定销售机构购置，并经区卫计委药械管理中心在发票上加盖专用章审核通过

采购部门负责设备采购合同并履行职责

设备购入验收入固定资产库

相关部门领用固定资产

办理固定资产出库手续并正式交付使用

第四节 信息管理流程

1. 更换医保就医记录册

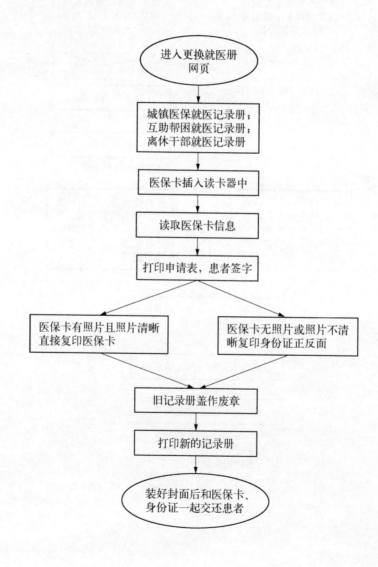

进入更换就医册
网页

城镇医保就医记录册；
互助帮困就医记录册；
离休干部就医记录册

医保卡插入读卡器中

读取医保卡信息

打印申请表，患者签字

医保卡有照片且照片清晰
直接复印医保卡

医保卡无照片或照片不清
晰复印身份证正反面

旧记录册盖作废章

打印新的记录册

装好封面后和医保卡、
身份证一起交还患者

2. 制作每月报表

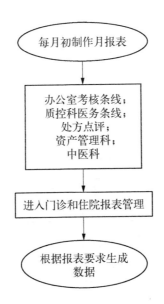

3. 每日医保对账和明细上传

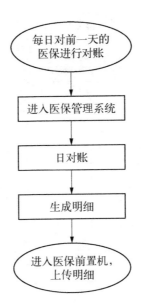

4. 办公设备及耗材采购

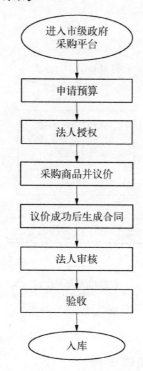

进入市级政府采购平台

申请预算

法人授权

采购商品并议价

议价成功后生成合同

法人审核

验收

入库

5. 职工授权流程

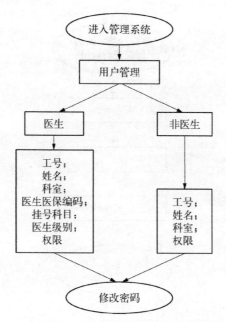

进入管理系统

用户管理

医生

非医生

工号；
姓名；
科室；
医生医保编码；
挂号科目；
医生级别；
权限

工号；
姓名；
科室；
权限

修改密码

6. 收费项目维护

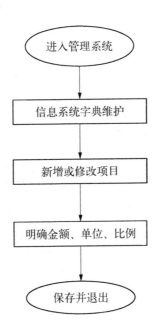

第五节　后勤保障管理流程

1. 办公用品领用流程

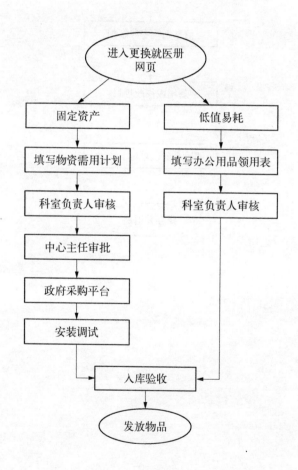

2. 职工食堂管理流程

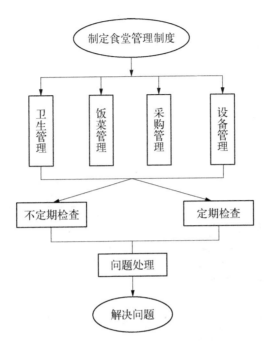

3. 固定资产调动流程

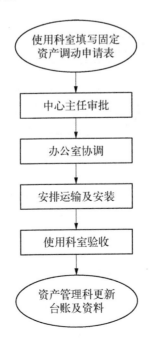

4. 基础设施维修管理流程

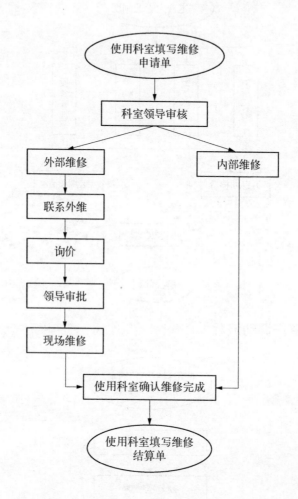

5. 车辆维修管理流程

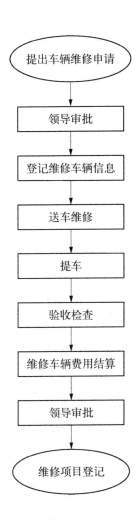

6. 车辆肇事处理流程

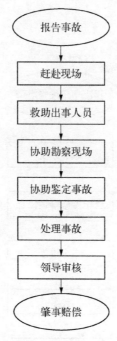

7. 车辆年检工作管理流程

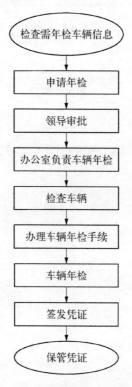

8. 职工工装采购流程

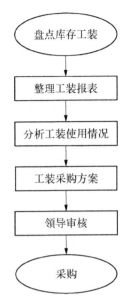

9. 保安工作管理流程

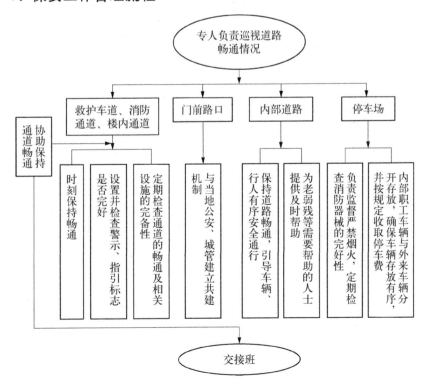

10. 保洁服务流程

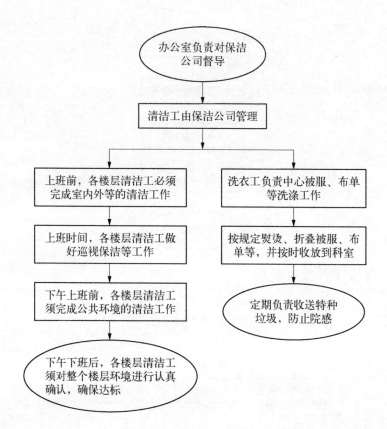

办公室负责对保洁公司督导

清洁工由保洁公司管理

上班前，各楼层清洁工必须完成室内外等的清洁工作

洗衣工负责中心被服、布单等洗涤工作

上班时间，各楼层清洁工做好巡视保洁等工作

按规定熨烫、折叠被服、布单等，并按时收放到科室

下午上班前，各楼层清洁工须完成公共环境的清洁工作

定期负责收送特种垃圾，防止院感

下午下班后，各楼层清洁工须对整个楼层环境进行认真确认，确保达标

第五章 党支部与工会工作流程

第一节 党支部工作流程

上海市宝山区淞南镇社区卫生服务中心党支部始终坚持把党建工作作为中心重点工作,以建立学习型、服务型、创新型社区卫生服务中心为着力点,把加强和改进新形势下党的建设作为中心党支部的重大政治责任,充分发挥党员先锋模范作用和党支部的战斗堡垒作用,为全面推进中心的各项工作任务提供坚强的政治、思想和组织保障。

(1)思想引领,加强党员教育促发展。党支部一贯注重加强党员干部的教育培养,坚持不断创新组织活动方式,丰富活动内容,提升党员干部参与的积极性,切实提高党员干部的整体素质,提升服务能力。

(2)凸显特色,联系群众服务显成效。中心与社区居民"心贴心、手牵手",积极发展充实志愿者队伍,三支志愿者队伍日渐成熟,并不断丰富志愿者活动内涵。作为宝山区志愿者服务基地,努力践行各项志愿者活动。

(3)激发活力,培育践行核心价值观。党支部着力以核心价值观理念统一职工的思想,积极为中心建设提供动力支持,通过职工文化节、"今天我读书俱乐部"读书品牌、电子文化墙和正能量榜单等,将社会主义核心价值观与医务人员的职业精神、行为习惯培养、中心文化宣贯结合起来,努力培养医务人员积极的人生态度、健康的心理情感和高尚的道德品质。

党建工作带动了中心整体工作的提升,在促进中心和谐发展的同时,充分发挥了中心特色工作的辐射作用。

1. 基层党组织换届(改选)流程(图见下页)

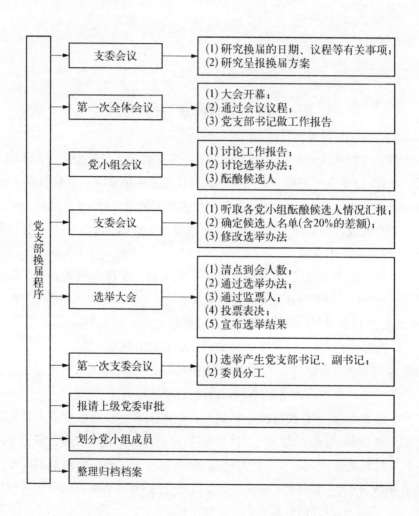

2. 党员大会流程

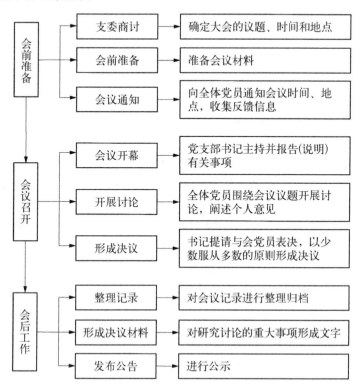

3. 支部委员会会议流程

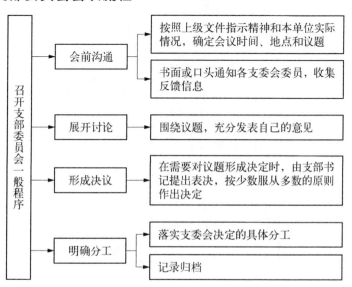

4. 党小组会议流程

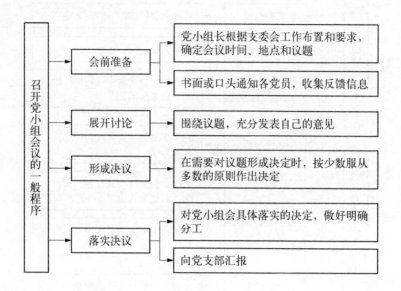

5. 党课教育流程

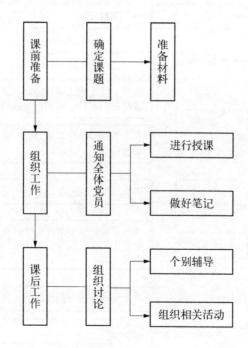

6. 专题组织生活会和民主评议党员工作流程

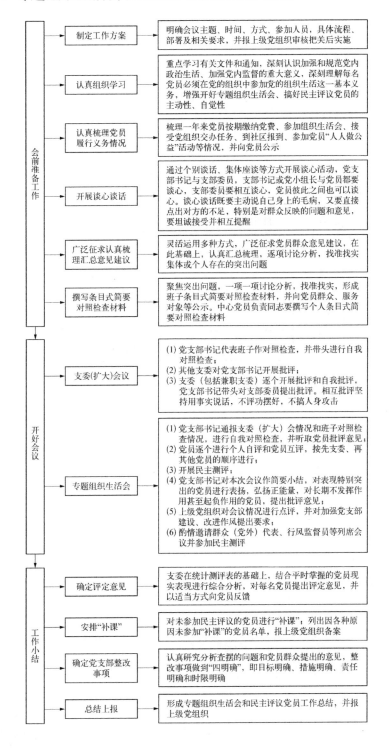

会前准备工作	制定工作方案	明确会议主题、时间、方式、参加人员、具体流程、部署及相关要求，并报上级党组织审核把关后实施
	认真组织学习	重点学习有关文件和通知，深刻认识加强和规范党内政治生活、加强党内监督的重大意义，深刻理解每名党员必须在党的组织中参加党的组织生活这一基本义务，增强开好专题组织生活会、搞好民主评议党员的主动性、自觉性
	认真梳理党员履行义务情况	梳理一年来党员按期缴纳党费、参加组织生活会、接受党组织交办任务、到社区报到、参加党员"人人做公益"活动等情况，并向党员公示
	开展谈心谈话	通过个别谈话、集体座谈等方式开展谈心活动，党支部书记与支部委员，支部书记或党小组长与党员都要谈心，支部委员要相互谈心，党员彼此之间也可以谈心。谈心谈话既要主动说自己身上的毛病，又要直接点出对方的不足，特别是对群众反映的问题和意见，要坦诚接受并相互提醒
	广泛征求认真梳理汇总意见建议	灵活运用多种方式，广泛征求党员群众意见建议，在此基础上，认真汇总梳理、逐项讨论分析，找准找实集体或个人存在的突出问题
	撰写条目式简要对照检查材料	聚焦突出问题，一项一项讨论分析，找准找实，形成班子条目式简要对照检查材料，并向党员群众、服务对象等公示。中心党员负责同志要撰写个人条目式简要对照检查材料
开好会议	支委(扩大)会议	(1) 党支部书记代表班子作对照检查，并带头进行自我对照检查； (2) 其他支委对党支部书记开展批评； (3) 支委（包括兼职支委）逐个开展批评和自我批评，党支部书记带头对支部委员提出批评。相互批评坚持用事实说话，不评功摆好，不搞人身攻击
	专题组织生活会	(1) 党支部书记通报支委（扩大）会情况和班子对照检查情况，进行自我对照检查，并听取党员批评意见； (2) 党员逐个进行个人自评和党员互评，按先支委、再其他党员的顺序进行； (3) 开展民主测评； (4) 党支部书记对本次会议作简要小结，对表现特别突出的党员进行表扬，弘扬正能量，对长期不发挥作用甚至起负作用的党员，提出批评意见； (5) 上级党组织对会议情况进行点评，并对加强党支部建设、改进作风提出要求； (6) 酌情邀请群众（党外）代表、行风监督员等列席会议并参加民主测评
工作小结	确定评定意见	支委在统计测评表的基础上，结合平时掌握的党员现实表现进行综合分析，对每名党员提出评定意见，并以适当方式向党员反馈
	安排"补课"	对未参加民主评议的党员进行"补课"；列出因各种原因未参加"补课"的党员名单，报上级党组织备案
	确定党支部整改事项	认真研究分析查摆的问题和党员群众提出的意见，整改事项做到"四明确"，即目标明确、措施明确、责任明确和时限明确
	总结上报	形成专题组织生活会和民主评议党员工作总结，并报上级党组织

7. 党务公开流程

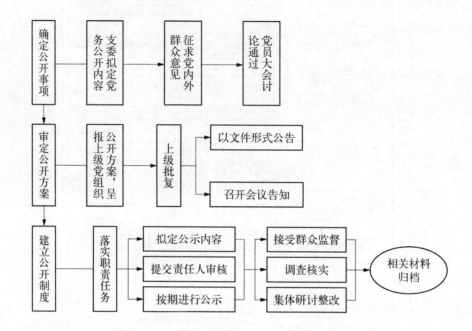

8. 发展党员流程

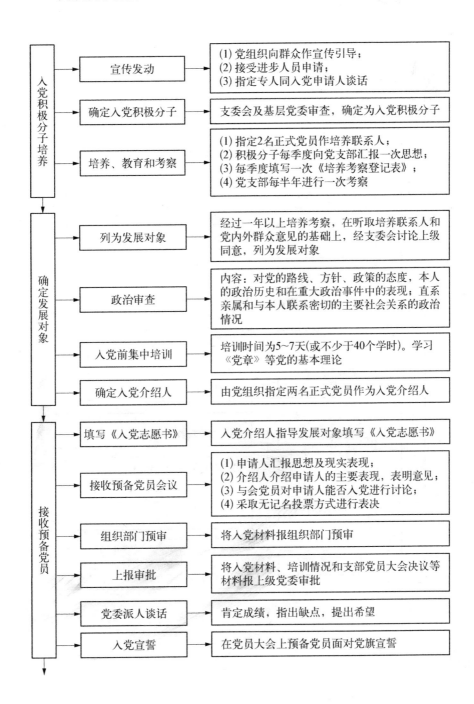

入党积极分子培养

宣传发动 → (1) 党组织向群众作宣传引导；
(2) 接受进步人员申请；
(3) 指定专人同入党申请人谈话

确定入党积极分子 → 支委会及基层党委审查，确定为入党积极分子

培养、教育和考察 → (1) 指定2名正式党员作培养联系人；
(2) 积极分子每季度向党支部汇报一次思想；
(3) 每季度填写一次《培养考察登记表》；
(4) 党支部每半年进行一次考察

确定发展对象

列为发展对象 → 经过一年以上培养考察，在听取培养联系人和党内外群众意见的基础上，经支委会讨论上级同意，列为发展对象

政治审查 → 内容：对党的路线、方针、政策的态度，本人的政治历史和在重大政治事件中的表现；直系亲属和与本人联系密切的主要社会关系的政治情况

入党前集中培训 → 培训时间为5~7天(或不少于40个学时)。学习《党章》等党的基本理论

确定入党介绍人 → 由党组织指定两名正式党员作为入党介绍人

接收预备党员

填写《入党志愿书》 → 入党介绍人指导发展对象填写《入党志愿书》

接收预备党员会议 → (1) 申请人汇报思想及现实表现；
(2) 介绍人介绍申请人的主要表现，表明意见；
(3) 与会党员对申请人能否入党进行讨论；
(4) 采取无记名投票方式进行表决

组织部门预审 → 将入党材料报组织部门预审

上报审批 → 将入党材料、培训情况和支部党员大会决议等材料报上级党委审批

党委派人谈话 → 肯定成绩，指出缺点，提出希望

入党宣誓 → 在党员大会上预备党员面对党旗宣誓

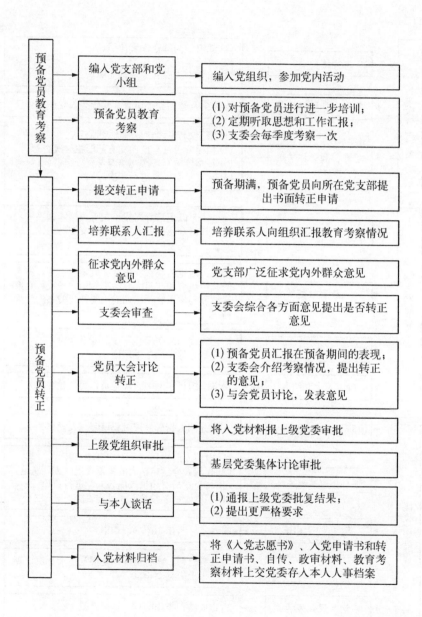

9. 党员组织关系接转工作流程

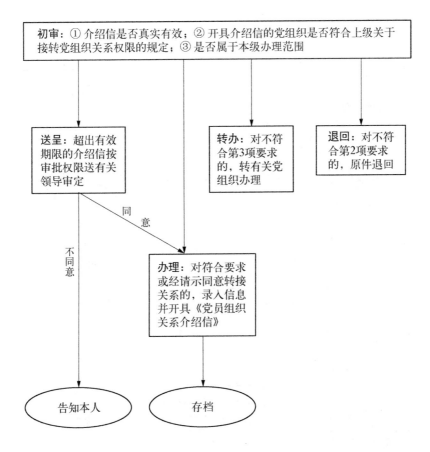

10. 党员党费收缴、管理流程

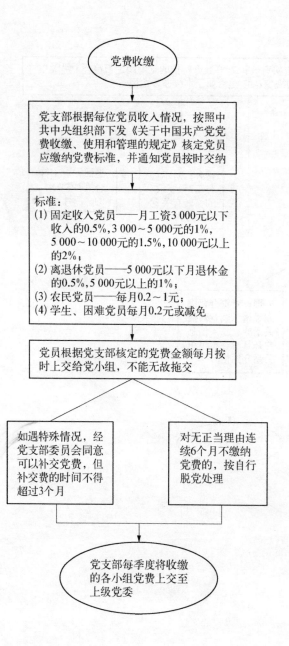

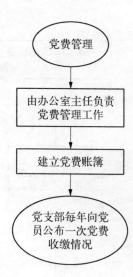

党费收缴

党支部根据每位党员收入情况，按照中共中央组织部下发《关于中国共产党党费收缴、使用和管理的规定》核定党员应缴纳党费标准，并通知党员按时交纳

标准：
(1) 固定收入党员——月工资3 000元以下收入的0.5%，3 000～5 000元的1%，5 000～10 000元的1.5%，10 000元以上的2%；
(2) 离退休党员——5 000元以下月退休金的0.5%，5 000元以上的1%；
(3) 农民党员——每月0.2～1元；
(4) 学生、困难党员每月0.2元或减免

党员根据党支部核定的党费金额每月按时上交给党小组，不能无故拖交

如遇特殊情况，经党支部委员会同意可以补交党费，但补交费的时间不得超过3个月

对无正当理由连续6个月不缴纳党费的，按自行脱党处理

党支部每季度将收缴的各小组党费上交至上级党委

党费管理

由办公室主任负责党费管理工作

建立党费账簿

党支部每年向党员公布一次党费收缴情况

第二节　工会工作流程

　　上海市宝山区淞南镇社区卫生服务中心工会在中心党支部的领导下,全面贯彻落实科学发展观,围绕中心工作,结合自身特点,服务大局,与时俱进,创新工会工作载体,坚持发挥工会宣传教育、民主管理、维权保障、自身建设等作用,努力构建以学习、民主、文化、温馨为主题的淞南家园。

　　中心工会通过搭建全方面工会工作服务平台,在"实"上下功夫;打造中心与职工的共同体,在"化"上勤思考;推进中心工会品牌建设,在"优"上重探索;助力中心和职工发展,在"才"上夯基石。通过这四个重要环节,实现服务大局和职工,增强责任意识;勇于探索和开拓,增强创新能力;强化制度和作风,增强自身建设的工作目标。

　　中心工会始终坚持"以人为本"的工作理念,实实在在服务职工群众,把握职工群众的合理诉求,达到中心和职工的双赢。强化开展职工政治思想教育和中心文化的大力宣传,细雨润物、成风化人,感召文化认同,积极引导职工主动把握正确的政治方向性和职业价值观。注重凝结全体职工对中心的深厚情谊,培植共同的对未来的期望、让职工的思想在相互碰撞中得以升华和凝聚,主动把个人的命运和中心的命运紧密结合一起,打造相互间的命运共同体。通过"今天我读书"职工读书俱乐部、"书香童年·亲子阅读""淞馨系列文体社团""中心职工文化节""淞南春晚"等多项文化品牌建设,集中心职工智慧之大成,满足大众兴趣取向,培育职业精神,弘扬先进典型,推进职工队伍的知识化进程,不断提升职工职业技术和服务能力,满足职工的职业愿景,实现中心内涵建设水平的提高。

　　近年来,中心工会曾先后获得上海市模范职工之家、上海市院务公开先进单位、上海市企事业单位学习型组织、上海市职工职业道德建设先进单位、五星级"爱心妈咪小屋"等光荣称号。

1. 工会民主管理流程(图见下页)

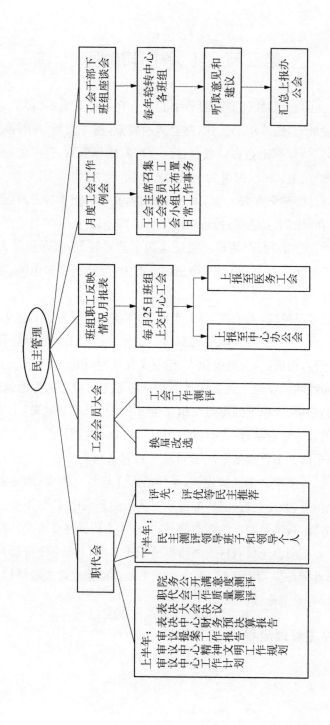

2. 工会评先评优工作流程，

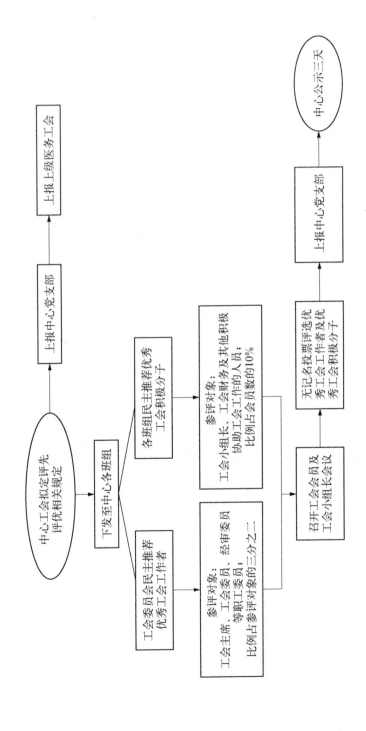

3. 工会换届选举流程

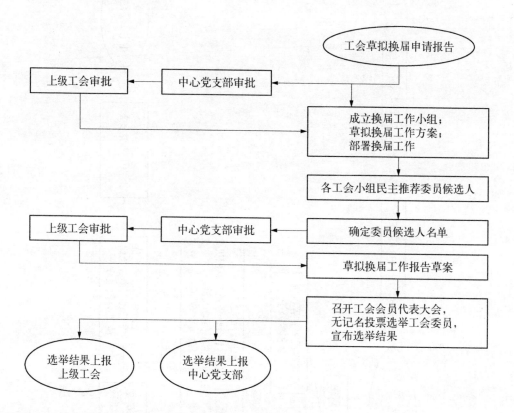

4. 职工代表大会流程

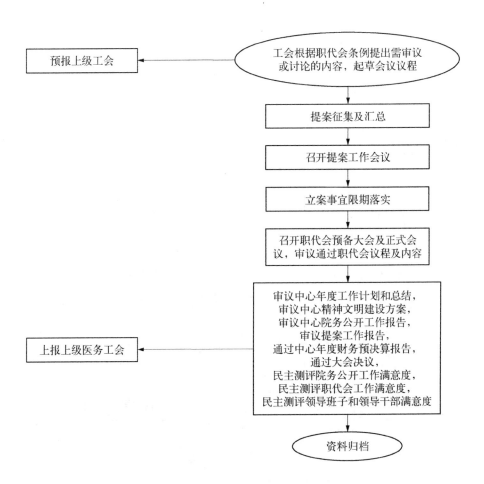

预报上级工会 ← 工会根据职代会条例提出需审议或讨论的内容，起草会议议程

提案征集及汇总

召开提案工作会议

立案事宜限期落实

召开职代会预备大会及正式会议，审议通过职代会议程及内容

审议中心年度工作计划和总结，
审议中心精神文明建设方案，
审议中心院务公开工作报告，
审议提案工作报告，
通过中心年度财务预决算报告，
通过大会决议，
民主测评院务公开工作满意度，
民主测评职代会工作满意度，
民主测评领导班子和领导干部满意度

上报上级医务工会

资料归档

5. 工会读书活动流程

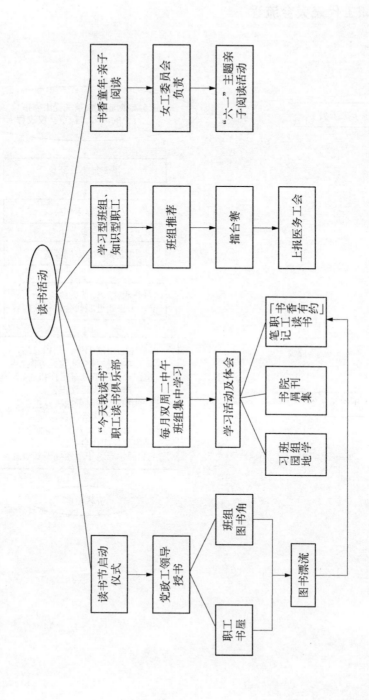

6. 工会劳动竞赛流程

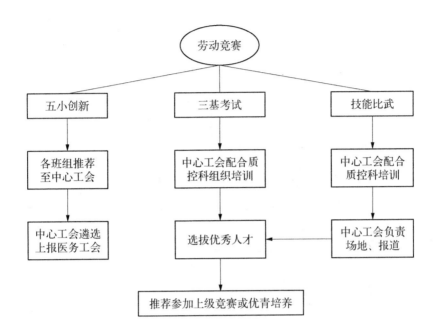

7. 工会文体活动流程

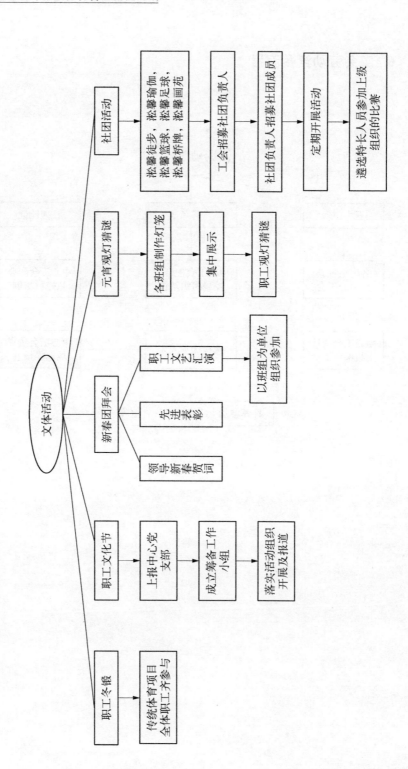

8. 工会健康促进活动流程图

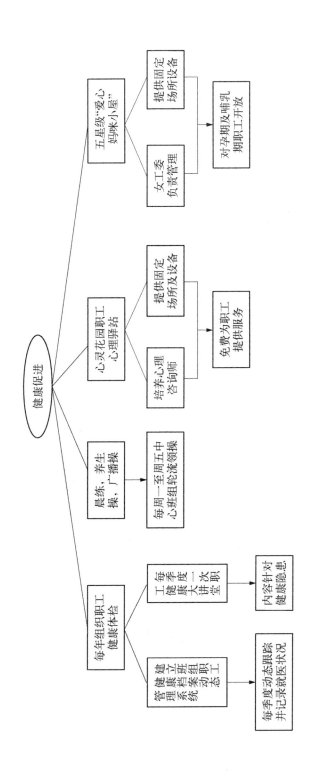